LA MÉDECINE DU PASSÉ

ET

LA MÉDECINE DE L'AVENIR

OU

L'ALLOPATHIE ET L'HOMŒOPATHIE

EN FACE DE LA DOSIMÉTRIE.

CAUSERIE FAMILIÈRE D'UN ANCIEN MÉDECIN DE CAMPAGNE

Dédiée aux Partisans de la Médecine du bon sens.

Docteur A. JUHEL, de Caen
De la Faculté de médecine de Strasbourg,
Médecin spécialiste (Maladies des Yeux et des Organes génito-urinaires),
Membre de la Société de Médecine dosimétrique de Paris,
Médecin Aide-Major au 78e territorial d'Infanterie.

Prix : 1 franc 50 cent.

COUTANCES
IMPRIMERIE DE SALETTES, LIBRAIRE-ÉDITEUR.
1880

SE TROUVE :

A CAEN — Librairie LEMONNIER, rue St-Jean, 26.
A CONDÉ-SUR-NOIR. — Librairie MOREL, place des Halles.
A VIRE — Librairie V. RAULT, rue du Calvados.
A LISIEUX — Librairie E. GRENTE, rue du Pont-Mortain.
A CHERBOURG — Librairie RAULINE, quai du Bassin.
A SAINT-LO — Librairie PRÉVEL.
A COUTANCES — Librairie SALETTES, rue Tancrède, 11.
A ARGENTAN — Librairie ORGEVAL.

LA MÉDECINE DU PASSÉ

ET

LA MÉDECINE DE L'AVENIR

OU

L'ALLOPATHIE ET L'HOMŒOPATHIE

EN FACE DE LA DOSIMÉTRIE.

CAUSERIE FAMILIÈRE D'UN ANCIEN MÉDECIN DE CAMPAGNE

Dédiée aux Partisans de la Médecine du bon sens.

Docteur A. JUHEL, de Caen

De la Faculté de médecine de Strasbourg,
Médecin spécialiste (Maladies des Yeux et des Organes génito-urinaires),
Membre de la Société de Médecine dosimétrique de Paris,
Médecin Aide-Major au 78e territorial d'Infanterie.

COUTANCES

IMPRIMERIE DE SALETTES, LIBRAIRE-ÉDITEUR.

1880

INTRODUCTION.

Depuis longtemps déjà un nombre considérable de nos malades réclamaient de nous un mot d'explication sur ce que l'on entend par « médecine dosimétrique. » Si donc nous entreprenons aujourd'hui de développer, sous forme de causerie familière et sans prétention scientifique, les réflexions que nous suggèrent l'étude et la pratique de cette méthode de traitement des maladies, on nous accordera, nous l'espérons du moins, que nous ne cédons ni à l'enthousiasme du néophyte, ni à l'admiration sans contrôle préalable. Voilà cinq ans que nous avons l'honneur de faire partie de la Société de médecine dosimétrique, et si nous sommes fier d'avoir été un des premiers adeptes de cette méthode, et d'avoir entrevu dès le premier jour ce qu'il y avait d'original, de profond et d'éminemment utile tout à la fois dans cette réforme de la thérapeutique, c'est que, depuis lors, dans notre pratique, nous n'avons cessé de voir la médecine dosimétrique fidèle aux espérances qu'elle nous avait fait concevoir, et qu'elle nous a rendu et nous rend journellement des services que nous ne saurions oublier ni méconnaître. Ces quelques pages seront donc avant tout l'expression du sentiment doublement impérieux du devoir et de la reconnaissance. Le médecin ne doit-il pas, en effet, concourir loyalement et dans la mesure de ses forces à la vulgarisation d'une thérapeutique dont il a maintes fois éprouvé l'incontestable supériorité ? Et n'est-ce pas là la meilleure preuve de respectueuse admiration et de sincère estime qu'il puisse donner au courageux apôtre, au professeur éminent qui, abandonnant les sentiers battus de l'enseignement officiel, et disant un solennel adieu aux préjugés et à la routine, s'élance bravement dans la mêlée à un âge ami de la retraite et d'un repos plus que mérité par cinquante années d'enseignement et de pratique de la médecine ?

Et maintenant, cher lecteur, qu'il me soit permis de satisfaire votre curiosité bien légitime, et de vous présenter l'auteur de la méthode dosimétrique. Ce sera, si vous le voulez, par l'intermédiaire d'un noble esprit, du docteur Munaret, l'auteur populaire du *Médecin des Villes et des Campagnes*, qui, après s'être traîné péniblement comme il le dit lui-même, pendant quarante années dans la « classique ornière » n'a pas hésité à se faire médecin dosimétriste. On ne saurait mieux penser ni mieux dire.

« Le docteur Burggraeve occupe une des premières
» places historiques dans la chirurgie contemporaine
» par ses travaux et ses innovations; depuis qu'il
» s'occupe, comme médecin, de dosimétrie raisonnée et
» systématique, je ne le désigne plus que par une dé-
» nomination familiale ; pour moi, c'est l'Hippocrate
» Belge.

» Un beau et robuste vieillard, haute stature, dé-
» marche droite et ferme ; son facies indique une
» prédominance des facultés réflectives ; son œil om-
» bragé par un sourcil bien fourni va droit et loin ;
» front d'un penseur *qui ne se contente pas de penser.*
» Pour me résumer au point de vue physiognomonique,
» le docteur Burggraeve doit joindre une grande force à
» une prodigieuse activité, ce qui m'a rappelé ce que
» Vicq-d'Azyr a dit de Haller : la nature l'a traité avec
» le soin qu'elle ne prend que pour quelques hommes
» rares dont le siècle s'honore. »

En voyant décerner au professeur Burggraeve un hommage aussi flatteur et nous ajouterons aussi mérité, par un des médecins qui ont le plus honoré la profession médicale, vous vous imaginerez peut-être, cher lecteur, que cette réforme a été acclamée avec enthousiasme. Ce serait peu connaître la nature humaine et la médecine officielle qui n'aime pas « qu'on ait de l'esprit en dehors d'elle et de ses amis. » Le docteur Burggraeve, en homme qui ne cherche que la lumière, s'était adressé aux Corps savants et aux Académies pour les faire juges de la valeur de sa méthode de traitement des maladies. Ce fut alors que nous assistâmes à un spectacle véritablement curieux, épique. Nous vîmes alors s'organiser une vaste conspiration de l'Ecole et de l'Académie, la conspiration du silence, quelque chose comme une levée d'*éteignoirs;* pas un organe de la presse médicale ne parla de la réforme. On espérait ainsi étouffer dans l'œuf cette orgueilleuse prétention. Seuls, quelques savants médecins de cabinet osèrent dire, avec l'autorité qui s'attache à leur nom, qu'il n'y avait rien de changé..... en médecine, sinon un homœopathe de plus. C'était compter sans la volonté tenace d'un savant qu'animaient de puissantes convictions, et sans les nombreuses protestations qu'élevèrent plusieurs centaines de praticiens des *Deux-Mondes*, ceux-ci désintéressés et indépendants de toute coterie, ennemis de l'intrigue et propagateurs loyaux et dévoués du progrès, d'où qu'il vienne. Le répertoire de médecine dosimétrique fondé et répandu depuis sept ans sur tous les points du Globe, lu avec avidité par tous les praticiens sincères que ne retenaient ni l'amour-propre, ni les préjugés, réunit bientôt les adhésions chaleureuses d'un grand nombre de médecins dont la vie se passe au lit des malades, depuis longtemps dégoûtés des grossières et indigestes préparations de la polypharmacie, et spectateurs peu enthousiastes des progrès de l'anatomie pathologique. Des faits nombreux et indiscutables vinrent prouver d'une façon éclatante que la jugulation possible des maladies aiguës était autre chose que le rêve d'un généreux esprit, qu'elle était devenue une saisissante réalité, et que le temps de la vénérable bouteille était passé.

Devons-nous la regretter cette vieille et écœurante bouteille, plusieurs fois séculaire? Quel est le médecin, ou même l'étudiant qui n'a été cent fois témoin des refus essuyés, des ruses employées par le malade pour se soustraire à l'absorption de la trop fameuse potion ? Le dégoût pour « ce breuviage, » comme disait Montaigne, est porté à un tel degré que le vin de quinquina lui-même et certains cordiaux fort estimables d'ailleurs, ne peuvent trouver grâce devant la répulsion instinctive du malade. Nous en avons été personnellement témoins dans les hôpitaux civils et militaires de Strasbourg, dont les infirmiers se résignaient gracieusement à se tonifier aux lieu et place des malades, et avec l'adhésion reconnaissante de ces derniers.

« Vous désorganisez la pharmacie, » disait brutalement le professeur Gubler au docteur Burggraeve. Voyez-vous d'ici ce brave professeur des doses maxima et minima tremblant pour les fameux bocaux de la pharmacie? Quel sacrilége, toucher à d'aussi vénérables reliques, à des emblèmes respectés par tant de générations, quelle impiété ! quelle folie ! quoi ! nous n'aurions plus de thériaque et de diascordium ! C'est à se voiler la face.

Calmez vos craintes, dirons-nous à Messieurs les pharmaciens La dosimétrie ne vous veut aucun mal ; elle veut au contraire prendre soin de votre dignité, elle demande que le pharmacien soit un savant, un chimiste, un collaborateur utile du médecin et non un boutiquier chez lequel trouvent asile toutes les drogues menteuses de la quatrième page des journaux. La dosimétrie en effet, c'est le tombeau des spécialités, et la réhabilitation du médicament vrai, consciencieusement préparé, simple, actif, toujours le même, parfaitement soluble, de préhension facile, c'est-à-dire, réalisant les conditions que le médecin dosimétriste lui demande pour guérir *tuto*, *cito et jucunde*.

Nous voulons la sécurité, le *tuto*, c'est-à-dire, la pureté absolue, le dosage exact, mathématique de nos principes actifs ; nous voulons le *cito*, la célerité, c'est-à-dire que nous ne voulons pas laisser à la maladie le temps de prendre pied et de devenir organique, nous souciant peu qu'une bonne et minutieuse autopsie vienne confirmer notre diagnostic ; nous voulons enfin le *jucunde*, c'est à-dire un médicament de préhension facile, qui inspire la confiance et non le dégoût, et que le malade puisse prendre de son plein gré et sans répugnance.

La dosimétrie, avec ses médicaments actifs, mathématiquement dosés, soigneusement granulés, ce qui les distingue des doses massives de l'Allopathie, et des mythes de l'Homœpathie, se recommande à l'étude des médecins libres de toute attache, indépendants, qui n'admirent pas sur commande, et ne crient pas haro ! sur un signe du maître, mais qui réservent leurs hommages pour le véritable progrès, et n'ont d'autre culte que celui de la vérité. Qu'ils fassent comme nous, qu'ils lisent les ouvrages du docteur Burggraeve, qu'ils parcourent ces observations envoyées au Répertoire par des praticiens comme eux, qu'ils emploient les médicaments dosimétriques et qu'ils jugent. Ils deviendront vite les partisans de cette thérapeutique essentiellement vitaliste et véritablement hippocratique, et ils seront les premiers à juger comme ils méritent de l'être ces faiseurs de visites à la douzaine qui condamnent de toute la hauteur de leur talent une méthode qu'ils ont oublié d'étudier et de mettre à l'épreuve.

Cette recommandation s'adresse surtout aux déshérités de la profession, aux valeureux médecins de campagne dont nous nous honorons d'avoir partagé pendant dix ans les fatigues et les déboires. Appelés chaque jour pour des maladies graves, condamnés la plupart du temps à encourir seuls les plus lourdes responsabilités, ils apprendront promptement à bénir la dosimétrie qui leur réserve d'indicibles jouissances, et les relèvera à leurs propres yeux en les dédommageant des amertumes de la profession.

Nous recommandons encore cette méthode de traitement à toutes les sociétés de secours mutuels, à toutes les associations ouvrières qui y trouveront économie de temps et d'argent, ce qui n'est pas à dédaigner.

Voici, par exemple, une fièvre typhoïde : laissons-là *évoluer* selon l'expression des allopathes, ne parlons pas des dangers, et des complications qui peuvent enlever le malade et ne contrarions pas sa marche ; cela fait quatre à cinq semaines de maladie. La convalescence demandera à peu près autant de temps et le malade sera rétabli. Cette fièvre typhoïde traitée dosimétriquement dès le début serait en quelque sorte jugulée au bout de deux septenaires, quelquefois moins ; la période aiguë n'ayant duré que peu de jours, il va de soi que la convalescence est pour ainsi dire nulle. Sans parler de la mortalité qui s'abaisse dès lors de 20 ou 30 0/0, à 4 ou 5 0/0, n'est-ce donc rien que cette considération de durée de la maladie pour l'ouvrier ? La gêne et trop souvent la misère venant s'asseoir au foyer de la famille, en même temps que la maladie, n'appartient-il pas au médecin réellement philanthrope, d'abréger autant que possible la durée et d'atténuer les charges d'une maladie qui prive une intéressante famille de son soutien naturel?

Nous recommandons enfin la médecine dosimétrique aux mères de famille dont la tendre sollicitude s'étend sans cesse sur une foule de petits êtres aimés. Qu'elles pensent à ces fièvres, maladies de la première enfance, parfois si malignes, si insidieuses, la rougeole, la scarlatine, la miliaire, la variole, la coqueluche, le croup, cet effroi de toutes les familles et qui semble choisir les plus beaux enfants pour en faire ses victimes! Comment traite-t-on la plupart du temps toutes ces maladies? En les laissant *évoluer* comme un mal nécessaire et qu'il faut savoir respecter. Aussi que de morts, que de deuils, et qu'il est piteux le rôle du médecin dont tout le savoir consiste à rester l'arme au bras en face de températures morbides de 40°, 41°, 42° centigrades! Etonnez-vous après cela de ces complications inattendues et terribles qui vous enlèvent votre malade et que vous auriez pu combattre victorieusement avec les puissants moyens dont la science dispose désormais.

Notre but sera rempli, nos vœux comblés, si nous pouvons inspirer aux médecins plus soucieux de leur dignité que de leur budget, à tous les trompés de l'allopathie, à tous les mystifiés de l'homœopathie, le désir de faire connaissance avec la médecine du bon sens, et nous ne pensons pas nous tromper en comptant sur leur sympathique coopération.

Examinons donc maintenant ce que c'est que la dosimétrie et d'où elle vient, son but. — Les moyens qu'elle emploie, ses ressources — ses applications. En tout quelques chapitres dans lesquels nous étudierons les moyens dont la médecine dosimétrique dispose pour être fidèle à sa devise :

Tuto, cito et jucunde.

Caen, le 15 janvier 1880.

CHAPITRE Ier.

QU'EST-CE QUE LA DOSIMÉTRIE. — D'OU ELLE VIENT, SON ORIGINE. — OBJECTIONS FAITES A LA DOSIMÉTRIE. — D'OU VIENNENT LES RÉSISTANCES A LA DOSIMÉTRIE.

Principiis obsta : sero medicina paratur,
Cum mala per longas involuere moras.
(OVIDE).

§ I.

Qu'est-ce que la Dosimétrie ?

La dosimétrie n'est autre chose que la thérapeutique en action, occupant son véritable rang, et devenant pour le médecin le digne couronnement de toutes ses études antérieures. Sans la thérapeutique, en effet, le médecin n'est plus qu'une sorte de naturaliste, selon l'expression d'Amédée Latour, dont la place peut être à l'académie des curieux de la nature, mais non au lit du malade.

La dosimétrie, c'est l'expectation si meurtrière dans les maladies aiguës, définitivement condamnée, et faisant place à l'intervention militante du médecin. C'est, dans un autre ordre d'idées, le médecin devenu réellement le ministre et l'interprète de la nature, *naturæ minister et interpres;* c'est le représentant de la science désormais désiré avec une légitime impatience, universellement respecté et entouré de l'estime qui s'attache partout à l'homme dont la science et les ressources inspirent et commandent la confiance.

Elle emploie pour chaque maladie un traitement adéquat à la nature de celle-ci : Aux maladies aiguës elle oppose un traitement aigu ; aux maladies chroniques un traitement chronique.

La dosimétrie distingue dans toute maladie deux périodes : la période vitale, dynamique, pendant laquelle la maladie n'a pas encore pris corps et n'est pas devenue organique ; et enfin la période organique qui se traduit par des lésions attestant l'inutilité et l'impuissance de la médication employée.

La dosimétrie porte tous ses efforts sur la première période de la maladie ou période dynamique, vitale ; c'est alors qu'elle emploie ces agents simples, actifs, mathématiquement dosés ; nous avons nommé les alcaloïdes, ces régulateurs par excellence de la vitalité.

Grâce à l'emploi de ces armes de précision et en suivant les principes lumineux tracés par l'auteur de la méthode, le traitement des maladies obéit à une nouvelle tactique. La jugulation de toutes les maladies aiguës, fièvres intermittentes, remittentes, continues, est devenue non-seulement possible, mais bien un fait accompli et qui se répète journellement sous les yeux du médecin dosimétriste.

Toutes les maladies aiguës, quels qu'en soient le genre et la gravité, présentent une manifestation commune, la fièvre, c'est-à-dire, une accélération du pouls et une élévation de la température normale qui oscille autour de 37°, 37° 5 degrés centigrades pour les adultes, de quelques dixièmes de degré en plus pour les enfants. Le médecin dosimétriste, imitant en cela le mécanicien qui lit à chaque instant sur son manomètre le degré de pression de la vapeur de sa machine, place un thermomètre dans l'aisselle de son malade ; il voit combien de degrés la température surpasse la normale de 37° centigrades, et mesure ainsi sûrement la pression artérielle. Mais, nous dira-t-on, le médecin dosimétriste n'est pas le seul à se servir du thermomètre : non certes, il n'est pas le seul, car nous avons toujours vu dans les hôpitaux prendre soir et matin la température des malades. Mais dans la pratique ordinaire combien de médecins emploient le thermomètre? et quelle est dès lors la valeur de leurs observations? Comment peuvent-ils se rendre compte de la marche de la fièvre? nous les mettons quant à nous au défi de le faire. Si le médecin dosimétriste emploie toujours le thermomètre comme moyen de renseignement, ce n'est pas pour satisfaire un sentiment de curiosité platonique ; le degré de la température sera pour lui la source de précieuses indications auxquelles va répondre l'emploi immédiat et répété coup sur coup jusqu'à effet, des alcaloïdes défervescents : aconitine, vératrine, digitaline, quinine. Plus tard encore le thermomètre lui servira comme moyen de contrôle, en mesurant le degré d'abaissement de la température obtenue et en donnant de nouvelles indications pour la continuation ou la suspension des médicaments.

A ce moment donc de la maladie où le médecin allopathe reste inactif, expectant pour me servir de l'expression consacrée, prétendant que la maladie n'est pas fixée, le médecin dosimétriste, lui, sans attendre la localisation du mal, s'empresse d'agir et emploie à cet effet les agents convenables dont il a reconnu l'utilité et qui répondent le mieux à l'indication du moment.

Les règles fondamentales de la dosimétrie sont donc les suivantes :

1° *Juguler toutes les maladies aiguës au début : fièvres intermittentes, remittentes, continues.*

2° *Dans le traitement de toute maladie, il faut distinguer deux éléments : la dominante et la variante. La première combat la cause du mal, la seconde les effets ou symptômes.*

3° *Aux maladies aiguës un traitement aigu, aux maladies chroniques un traitement chronique.*

4° *Le traitement s'adressera autant que possible à la période vitale ou dynamique des maladies, celle-ci étant plus accessible à nos moyens d'action.*

5° *Pas d'observation clinique sans thermomètre, c'est-à dire sans l'indication de la vitalité*

En résumé, la doctrine dosimétrique est celle-ci : Au début de toute affection, il n'y a pas à proprement parler de maladie, mais simplement des mouvements vitaux désordonnés, antiphysiologiques, qu'il faut modérer et réprimer par les alcaloïdes. Il ne faut donc pas d'expectation de la part du médecin, sinon la maladie passe à l'état organique et de lésion organisée avec ses conséquences naturelles.

§ II.

Origines de la Dosimétrie.

La dosimétrie est née de l'impuissance et de l'infidélité des préparations de la polypharmacie ; elle date du jour où il s'est rencontré un médecin courageux et autorisé pour dénoncer tout haut ce que des milliers de médecins pensaient tout bas. Sorti de l'Ecole qu'il voyait réfractaire aux progrès les plus légitimes après quarante années d'enseignement, le professeur Burggraeve n'a guère rencontré de résistances que de ce côté. — « Il est vrai, dit-il, que, comme une grande dame
» qu'elle est, elle fait la dédaigneuse. Comme la mar-
» quise de l'ancien régime, elle traite de canaille tout ce
» qui ne sort pas de son sein. Mais qu'arrive-t-il ?
» C'est que la canaille s'est faite peuple souverain, et
» aujourd'hui la grande dame en est à regretter ses
» adorateurs d'autrefois. Il ne suffit pas d'être profes-
» seur pour être cru sur parole ; le baptême officiel est
» devenu insuffisant, et nous pourrions citer tels Pic de
» la Mirandole qui prêchent aujourd'hui dans le désert.
» Le mal est cependant qu'à l'ombre de ces baliveaux
» vivent des parasites, qui, incapables de rien produire

» par eux-mêmes, se contentent de vivre de la manne » céleste. » En revanche le docteur Burggraeve a reçu et reçoit journellement des témoignages de sympathie qui le dédommagent amplement des dédains intéressés, et doivent lui paraître d'autant plus précieux qu'ils émanent de médecins peu habitués à sacrifier aux faux-dieux, mais pleins d'une respectueuse admiration pour le savant qui n'a pas craint de se mettre à la tête du 89 de la thérapeutique et de reléguer au musée des antiquités les vieux oripeaux du galénisme.

Que penser, en effet, de la valeur de ces préparations pharmaceutiques dans lesquelles s'entassent une foule de drogues, étonnées de se rencontrer, inertes pour la plupart, variables d'une officine à l'autre, parfois toxiques, toujours nauséeuses, écœurantes, indigestes, et, par-dessus tout, infidèles. « *De tout cet assemblage*, dit Montaigne; *n'est-ce pas quelque resverie d'espérer que ces vertus s'aillent divisant et triant de cette confusion et meslange, pour courir à charges si diverses? Je craindrais infiniment qu'elles perdissent ou échangeassent leurs étiquettes et troublassent leurs quartiers.* »

Dans ses principes de thérapeutique, Forget dit qu'en associant une foule de substances, le praticien espère qu'une d'entre elles au moins atteindra le but. C'est ce que j'appellerai familièrement, dit-il, une décharge à mitraille, dont quelques éclats pourront par hasard frapper la maladie; mais si c'est le malade!

En 1875, au Congrès international des sciences médicales, tenu à Bruxelles, était soumise la question suivante dont l'importance n'échappera à personne :

Faut-il étendre l'emploi des principes immédiats, chimiquement définis, et en multiplier la préparation dans la pharmacopée?

Le rapport examine à ce propos les six points suivants, et présente ensuite les conclusions qui découlent logiquement de cet examen. Arrêtons-nous y un instant, la chose en vaut la peine.

1° *Confusion et manque de netteté dans l'action des médicaments complexes.* — Citons seulement l'extrait gommeux d'opium et le laudanum qui produisent dans la pratique les effets les plus différents et les plus contradictoires. Eh bien! l'étude de l'opium a dévoilé l'existence de six alcaloïdes principaux, bien définis, et qui ont tous des propriétés différentes et tranchées. Ainsi, d'après Cl. Bernard, la narcéine, la morphine et la codéine sont soporifiques, tandis que la papavérine, la thébaine et la narcotine sont plutôt des convulsivants. Par l'emploi de principes isolés ne voit-on pas que le médecin atteindra plus sûrement le but qu'il se propose sans crainte de voir surgir de ces accidents désagréables et même dangereux qui sont communs dans l'emploi des préparations galéniques. Autre inconvénient : que de matières inertes réunies pour former des plantes, pouvant masquer ou contrarier l'action du principe actif qu'elle récèle. De quelle énorme quantité de matières il faut remplir l'estomac pour y introduire même un milligramme de substance active. Avant la découverte de la quinine, que de gastrites et d'entérites n'ont pas dû être causées par l'absorption de doses énormes de quinquina. Comment découvrir dans ces préparations complexes le principe qui agit réellement, comment même distinguer les symptômes de la maladie de l'action des remèdes?

2° *Variabilité dans la puissance thérapeutique des plantes, découlant de la récolte.* — La première qualité d'un médicament c'est sa constance et son identité d'action partout et toujours. Les alcaloïdes seuls peuvent présenter ces conditions; en effet, la quinine et la strychnine seront toujours la quinine et la strychnine. Pour les plantes, quelles différences suivant que les pieds sont jeunes ou vieux, vigoureux ou non, récoltés dans telle ou telle région, dans tel ou tel sol, sous tel ou tel climat. La récolte faite à contre-temps donne des drogues inertes; toutes les parties, feuilles, fleurs, racines, contiennent des proportions variables de substances actives. Citons comme exemple le Cannabis Indica, à peu près inerte dans nos contrées, et très-actif aux Indes. La récolte des plantes médicinales sera donc variable suivant les conditions de saison, de climat, de culture, d'âge, d'aération, d'humidité ou de sécheresse.

3° *Variabilité dans la puissance thérapeutique des plantes des préparations galéniques.* — Parlerons-nous maintenant de la désiccation et de l'extraction, de la pulvérisation et de la pulpation, de l'infusion et de la distillation? La désiccation en produisant l'évaporation de l'eau, favorise l'action oxydante de l'air qui décompose en partie la plante. Les extraits et les teintures provenant de ces plantes ne méritent dès-lors guère de confiance. L'alcool lui-même réagit sur les produits immédiats du végétal. Les infusions, les décoctions varieront évidemment en raison du temps pendant lequel le calorique a agi sur elles. Enfin il y a des extraits aqueux, alcooliques secs ou mous, que les médecins confondent souvent dans leurs prescriptions, et qui sont évidemment d'une activité variable.

4° *Variabilité de la puissance thérapeutique de préparations galéniques due à la conservation.*

Tous les pharmaciens savent ce que vaut un médicament vieux; les feuilles, les fleurs, les semences, les racines perdent leur couleur, leur odeur, leur saveur et subissent un mouvement de lente décomposition, dès qu'elles ne sont plus soumises aux lois de la vie. La vie c'est le mouvement, l'immobilité c'est la mort pour les plantes comme pour les individus. Le pharmacien aura donc le devoir onéreux de renouveler ses préparations végétales, ce qu'il néglige souvent de faire, et alors pour le médecin que de déceptions! Les principes bien définis, les alcaloïdes faciles à conserver sont non moins faciles à vérifier. Cette facilité de vérification rend illusoires toutes les tentatives de sophistication des alcaloïdes, et l'on sait s'il est facile et habituel de sophistiquer les extraits, les poudres.

5° *Facilité d'administrer les principes immédiats aux malades* — Chacun comprend combien il est facile d'administrer aux malades des principes actifs dégagés de la masse de matières difficiles à prendre, et dont il faut incorporer une quantité énorme par rapport à une minime proportion de principe actif. On peut remplacer par des granules en quelque sorte imperceptibles et parfaitement solubles ces pilules grossières, ces véritables boulets ou bols, que les malades refusent de prendre. L'alcoolé au 50° représenterait aussi assez exactement par goutte un milligramme de principe actif.

6° *Médicaments qui ne peuvent se remplacer par un principe immédiat.* — Il est certaines plantes que les médecins emploient de préférence, soit en préparations galéniques de préférence à l'alcaloïde. De ce nombre est la digitale, dont l'alcaloïde ne représente pas fidèlement les propriétés de la plante. Mais ce n'est qu'un état de transition, et l'on viendra à bout de travail, d'isoler la vraie digitaline. Cette exception n'est donc pas de nature à faire reculer devant des conclusions qui s'imposent.

CONCLUSIONS. — 1° *Il est éminemment désirable que l'on étende en médecine l'emploi des pricipes immédiats chimiquement définis, de façon que progressivement s'établisse l'usage de substituer à l'emploi des matières végétales brutes l'emploi de leurs principes actifs isolés.*

2° *Il est utile, dans ce but, de multiplier dans les pharmacopées, les formules convenables pour aider à ce mouvement.*

3° *Les formes médicamenteuses qui se prêtent le mieux à l'emploi des principes immédiats et à la facilité de leur administration, sont pour l'usage interne, le granule au milligramme de substance active et, à leur défaut, l'alcool au 50° qui correspond sensiblement à un milligramme par goutte au compte-goutte.*

Le remarquable rapport dont nous offrons un fidèle résumé au lecteur, écrit et présenté par un pharmacien à l'une des solennelles assises médicales internationales, porte avec lui un grand enseignement : à savoir que la véritable thérapeutique est devenue impossible avec les préparations galéniques actuelles. Donc la dosimétrie, en préconisant l'emploi et ne faisant usage que des principes immédiats des plantes, suit la seule voie qui soit rationnelle.

Remarquons toutefois que la dosimétrie n'est pas tant une question de forme, de pharmacopée, que de fonds, c'est-à-dire de thérapeutique. En effet, qui, avant l'auteur de la méthode dosimétrique, avait parlé de la jugulation possible, aujourd'hui prouvée par des milliers de faits incontestables, des maladies aiguës devant lesquelles naguère et de nos jours la plupart des médecins se croisent les bras ? Qui avant le docteur Burggraeve avait enseigné que la vitalité pouvait être modérée dans ses écarts, au besoin déprimée, et finalement conduite en quelque sorte au gré du moment par des agents actifs, minutieusement dosés, et administrés coup sur coup jusqu'à effet, sans autres limites que celles qui sont imposées par la marche de la maladie, ou l'idiosyncrasie du malade et sa résistance à l'action modératrice et bienfaisante du remède. Plus de doses *maxima et minima* pour paralyser l'intervention du médecin et lui inspirer des craintes d'empoisonnement, possible, il est vrai, avec des préparations dans lesquelles on ne sait jamais ce qu'il y a, mais impossible avec des composés chimiques parfaitement définis, toujours identiques, éminemment solubles, et, par conséquent, non susceptibles de s'amasser dans l'organisme pour faire explosion à un moment donné.

Aller jusqu'à effet, quelque soit la dose, voilà l'A. B. C. de la dosimétrie. Chez tel malade l'état fébrile cédera à six, huit, dix granules d'aconitine et de vératrine pris de demi-heure en demi-heure; chez d'autres, il faudra doubler, tripler le nombre des granules pour arriver à l'état apyrétique. Dernièrement un de mes enfants, âgé de neuf ans, est pris de fièvre intense avec céphalagie, délire, pouls à 130, température correspondante. Quelques jours auparavant j'avais perdu son jeune frère âgé de sept mois, au sein, d'une méningite aiguë qui avait duré huit jours. Je soumis aussitôt l'aîné à la médication dosimétrique défervescente, et administrai moi-même les granules, jusqu'à cessation complète de la fièvre. Or, veut-on savoir ce que l'enfant a absorbé de granules, pour nous donner ce résultat : cinquante-deux granules d'aconitine et de vératrine administrés, deux par deux, de demi-heure en demi-heure. Quelques granules d'arséniate de quinine, le plus puissant fébrifuge que nous ayions, furent pris les jours suivants pour empêcher le retour de l'état fébrile. Quelle était cette fièvre? de quelle nature était-elle? Tout ce que je sais, c'est qu'elle a cédé aux granules défervescents en quelques heures : ce que je ne sais que trop malheureusement, c'est qu'avant de suivre cette méthode, que je bénis, j'avais perdu trois enfants de méningite aiguë, chaque fois après huit jours de maladie.

Il est évident pour tout médecin de bonne foi, que les alcaloïdes, ou principes immédiats, granulés et administrés coup sur coup constituent le seul moyen thérapeutique de donner ce que l'on veut, et rien que ce que l'on veut. Aussi croyons-nous inutile de parler des sophistications innovées dont les drogues pharmaceutiques sont l'objet. Demandez-le plutôt au Dictionnaire du professeur Baudrimont, et, après avoir lu cela, dites-nous, la main sur la conscience, si vous avez encore des illusions, et ce que vous pensez de la puissance des moyens que vous employez avec une constance digne d'un meilleur sort. Etonnez-vous après cela, si nombre d'honorables praticiens, déroutés par les résultats qu'ils obtiennent, et perdant toute confiance dans des médicaments grossiers et inertes pour la plupart, se laissant aller sur la pente d'un scepticisme absolu à l'égard de leurs moyens d'action, arrivent tout droit à l'expectation, c'est-à-dire au nihilisme en thérapeutique.

Dira-t-on que nous allons déconsidérer la pharmacie? Loin de nous cette pensée. Le pharmacien est notre collaborateur utile, nécessaire; mais si la chimie lui appartient, la thérapeutique lui échappe, et le médecin seul a qualité et compétence pour juger l'action des remèdes; et s'il s'aperçoit qu'il ne peut compter sur la constance et la fidélité des préparations usuelles, son devoir est de ne pas faire comme l'autruche qui se cache la tête dans les broussailles pour ne pas voir le danger, mais de dire hautement ce qu'il pense. Il ne saurait y avoir d'intérêt de boutique ou d'école qui tienne quand il s'agit de la santé et de la vie de nos semblables. Le fait suivant en dira plus long que toutes les dissertations. C'était à l'époque du procès fameux d'un pharmacien accusé d'avoir empoisonné sa femme au moyen de l'arsenic. On avait trouvé quelques milligrammes seulement d'arsenic dans l'intestin, et le médecin légiste concluait courageusement de là à un empoisonnement par l'arsenic. Certains organes toutefois, le foie, le cerveau n'avaient pas été examinés, de sorte que l'on ne pouvait savoir s'ils contenaient de l'arsenic. Ce défaut d'examen entretenait, à tort ou à raison, ce n'est pas notre affaire, des doutes plus ou moins fondés sur la culpabilité de l'accusé. — Un chef de service avait alors dans ses salles une femme atteinte de cancer, et comme l'arsenic a été de tout temps vanté contre cette maladie, l'honorable chef de service fit prendre pendant quinze ou vingt jours une préparation arsénicale quelconque en pilules, l'arséniate de fer croyons-nous, ce qui du reste importe peu. La mort étant survenue par suite du progrès d'une affection qui ne pardonne guère, le chef de service eut l'idée, en faisant l'autopsie, de faire lessiver tous les organes, intestins, cerveau, foie, susceptibles de récéler l'arsenic. Ces diverses opérations faites avec soin permirent de constater l'absence de toute trace d'arsenic. On finit alors par où l'on aurait dû commencer, c'est-à-dire, par analyser les pilules qui ne contenaient pas plus d'arsenic que de pierre philosophale.

Nous n'examinerons pas si le pharmacien devrait accepter la vente des spécialités qu'il est obligé de vendre de confiance et sans droit de contrôle, et si le meilleur moyen d'avoir des produits spécialisés irréprochables, ne serait pas de le rendre responsable de la composition de ses produits, sauf recours de sa part bien entendu contre qui de droit. Les inventeurs y regarderaient à deux fois avant de lancer des produits qui ne savent que mentir à leurs promesses et qui pourraient leur causer plus de dommages qu'ils ne leur rapporteraient de bénéfices : et le pharmacien n'accepterait pas à la légère et sans se réserver le droit de contrôle, ces sortes de produits qui envahissent la thérapeutique comme autant de parasites.

Pour nous autres, médecins dosimétristes, cette question ne nous occupe guère, puisque, sûrs de trouver dans les médicaments dosimétriques, de quoi répondre à toutes les indications, nous n'avons pas besoin de prescrire des spécialités.

§ III.

Objections faites à la Dosimétrie.

1° *La dosimétrie n'est que l'homœopathie déguisée.* Cette objection ne peut être présentée que par des médecins ignorants ou de mauvaise foi. Si, pour démontrer le mouvement il suffit de marcher, il suffit de mâcher un granule d'alcaloïde ou de le laisser fondre dans la bouche pour savoir à quoi s'en tenir sur son contenu. Le premier venu de ces granules, quassine, strychnine, aconitine, atropine, iodoforme, en dira plus long que toutes les discussions et fermera la bouche aux plus récalcitrants. Nous voyons plutôt dans cette objection un grain de mauvaise foi : tâcher d'englober la dosimétrie et l'homœopathie avec ses dilutions infinitésimales, ses globules vierges de tout médicament, ridiculiser l'une par l'autre, ferait assez bien l'affaire d'un certain nombre d'allopathes qui aiment à s'endormir

« Sur les moelleux coussins d'un char numéroté. »

Heureusement il est plus difficile que cela d'enterrer la dosimétrie, et « Si je sais, dit le docteur Burggraeve » qu'une goutte d'acide prussique déposée sur l'œil d'un » lapin, le tue, je sais aussi que quelques gouttes du » même liquide jetées dans l'eau de la Seine ne m'empê- » cheront point d'en boire. » Nombre de médecins allopathes, disions-nous plus haut, sont arrivés, par la voie d'un scepticisme progressif à l'expectation pure et simple.

En quoi dès lors diffèrent-ils de l'homœopathe qu'ils accablent de leurs sarcasmes et de leur mépris, sinon que chez ces derniers l'expectation est habilement déguisée. L'allopathe expectant ne donne rien et reste l'arme au bras en attendant que la maladie veuille bien dire son nom : l'homœopathe, lui, ne donne rien non plus, c'est convenu, mais il déguise ce rien, il l'habille sous une forme tangible et le présente tantôt sous la forme de globule, tantôt sous la forme de quelques gouttes de teinture mère à la n° dilution, à son malade ébahi, confiant, et vous aurez pu comme moi rencontrer un certain nombre de personnes crédules qui sont émerveillées des succès de la méthode homœopathique. Toutes les fois qu'il m'arrive de trouver de ces heureux mortels, dont la foi serait capable de transporter les montagnes, je les félicite de la richesse de leur constitution qui leur permet de faire les frais d'une si merveilleuse crédulité. Dernièrement je voyais un homme de trente-cinq ans, atteint d'une uréthrite aiguë : il avait consulté un brave pharmacien qui lui avait non moins bravement octroyé un flacon libérateur : l'effet fut prompt, tellement prompt que dame nature n'en voulut pas endosser la responsabilité et envoya à son malade, en échange de son uréthrite supprimée, un rhumatisme aigu des articulations de la hanche, du genou et du pied. On appela un homœopathe qui prescrivit sans rire :

Trois gouttes de teinture de cannabis indica à la x dilution, dans 180 grammes d'eau additionnée de vingt grammes de sirop.

Quatre cuillerées par jour.

Eh bien ! le croirez-vous, le lendemain le pauvre diable souffrait autant que la veille. Cette médication éthérée, dont un archange seul aurait pu être satisfait, n'avait produit aucun effet. La femme du malade me présentant la bouteille et l'ordonnance me demanda ce qu'il y avait dans cette prescription. Il y a, lui dis-je, de l'eau sucrée. — Comment, Monsieur, mais cela me coûte cinquante-trois sous. Cette brave femme ne se rendait pas compte, comme vous le voyez, de ces triturations répétées, destinées à rendre le médicament tellement subtil, tellement dynamisé qu'il n'existe plus que dans l'imagination du pauvre patient. Rendons toutefois justice aux homœpathes ; s'ils savent cultiver l'imagination de leurs clients, ils sont très-ferrés sur la diététique dont ils savent tirer parti. Aujourd'hui, du reste, un grand nombre d'homœopathes voyant que tout s'use, même la foi la plus robuste, reviennent aux *doses appréciables* (c'est le mot consacré) et redescendent sur la terre, où ils pourront désormais, à l'inverse des Augures de Rome, « se regarder sans rire. »

2° *La Dosimétrie n'emploie que des poisons* — Les allopathes emploient l'opium, la belladone, l'arsenic, la jusquiame, la cigüe, la digitale, etc. Nous autres, dosimétristes, nous employons la morphine, l'atropine, l'hyosciamine, la cicutine, la digitaline. Où est la différence? Ils ne sont même pas conséquents avec eux-mêmes, car ils emploient tous les jours la quinine à doses énormes, et nous en connaissons qui porteraient avec honneur le nom de Charles-Martel de la thérapeutique, et qui en bourrent à peu près invariablement tous leurs malades. Est-ce que la quinine n'est pas un alcaloïde comme les autres? Ce reproche de n'employer que les poisons n'est donc pas sérieux. Nous n'employons que les alcaloïdes des plantes parce que leur action ne risque pas d'être contrariée ou annulée par une foule de matières inertes, et qu'absorbés au fur et à mesure de leur introduction dans l'économie, ils ne risquent pas de s'amasser pour donner lieu à des empoisonnements redoutables. Il nous souvient encore de certain lavement prescrit par nous avec deux grammes d'infusion de feuilles de belladone et qui donna lieu à des symptômes non équivoques d'empoisonnement, et pourtant nous étions alors timide observateur des doses *maxima et minima*. A cette époque nous employions fréquemment l'infusion de digitale que notre maître Hirtz maniait avec tant d'habileté dans son service de l'hospice de Strasbourg; Hirtz prescrivait 0 gr. 50 déc. de feuilles en infusion dans 120 gr. d'eau, à prendre dans les 24 heures, et il obtenait des effets surprenants, grâce au soin que Hepp, pharmacien en chef, apportait à la récolte de la digitale. En ville, Hirtz prescrivait un gramme en infusion, et, le plus souvent, disait-il, n'obtenait aucun résultat. Qu'est-ce que cela prouve! Sinon que la digitale, comme toutes les plantes, varie suivant qu'elle est vireuse ou cultivée, et d'après une foule de considérations de sol, d'aération, de sécheresse ou d'humidité, de récolte, etc. Combien de morts n'a-t-elle pas causé, cette trop célèbre digitale? Demandez-le plutôt aux comptes-rendus de l'académie. Nous reprochera-t-on encore d'employer les alcaloïdes de ces plantes, lesquels, purs de tout mélange, toujours identiques, produiront partout et toujours, les mêmes effets : ce serait faire bon marché de l'intelligence du lecteur.

3° *La Dosimétrie tue l'art de formuler.* — Parlons un peu de cet art qui consiste à réunir dans un assemblage grossier, nauséeux, toutes sortes de substances inertes, altérables, souvent incompatibles, dont le moindre inconvénient est de dégoûter le malade. Où trouver un médecin capable de soutenir qu'il obtiendra des effets certains avec ces breuvages, ces pilules, et que tous ces mélanges sont préférables aux alcaloïdes à des principes immédiats, purs de tout mélange et chimiquement définis? Est-ce que, par exemple, l'art de guérir a quelque chose de commun avec cet art qui consiste à faire de pareils assemblages. N'est-ce pas un grand soulagement pour le médecin de savoir qu'il pourra désormais donner immédiatement et sûrement le médicament qui a sa confiance. L'art de guérir, qui seul nous intéresse, consiste-t-il dans l'art d'échafauder de longues formules où l'inutile le dispute à l'impuissant, quand l'incompatible ne vient pas y prendre place ! Car de deux choses l'une : ou le médecin sait à quelle maladie il a affaire, et alors il a le remède sous la la main ; ou bien il n'est pas suffisamment fixé sur la nature de la maladie, et alors nous ne voyons pas en quoi la construction d'une formule pourrait lui servir, sinon pour masquer son impuissance et le défaut de ses ressources.

Avec la dosimétrie il n'y a pas d'art de formuler, mais seulement la désignation du ou des médicaments choisis, et l'indication du mode d'administration; désormais le malheureux médecin n'aura plus à trembler « d'en avoir trop mis; » il pourra dormir tranquille. Il n'aura plus à se demander si par hasard il n'aurait pas marié contre leur gré certaines drogues, capables de quelque vilénie à son endroit, et il réservera son estime pour ces armes fidèles qui, au jour du besoin, savent tenir leurs promesses et justifier la confiance qu'il met en elles.

§ IV.

D'où vient la résistance à la Dosimétrie.

Le lecteur comprendra facilement que la résistance à la médecine dosimétrique n'a pas dû venir du côté des médecins de campagne, desquels on réclame avant tout une guérison rapide et le moins *possible* de *visites*. Le praticien de village habitué à ne rencontrer neuf fois sur dix (j'en demande pardon aux pharmaciens) que des médicaments infidèles, était arrivé à ne plus savoir à quel saint se vouer. Pour lui dès-lors la dosimétrie commençait une ère nouvelle, le vieux médecin lui-même, qui était depuis longtemps, comme le docteur Vernage, las de deviner, sentit renaître en lui-même quelque confiance en son art, et nous eûmes la douce surprise de voir quelques-uns de ces vétérans de la pratique reprendre place dans le rang avec une nouvelle énergie, heureux d'avoir entre les mains des armes précises et fidèles, pour le maniement desquelles quelques notions claires, quelques principes lumineux venaient remplacer le fatras officiel de l'Ecole, et tant de théories péniblement échafaudées et destinées à vivre... ce que vivent les roses.

Ce fut donc du côté de l'Ecole et des Académies que vint la résistance : et pourtant, Marchal (de Calvi), qui n'était pas le premier venu, n'avait pas hésité à qualifier d'*œuvre considérable* l'œuvre du docteur Burggraeve. Ce projet de réforme, disons le mot, de révolution, devait ameuter contre son auteur toutes les sociétés savantes qui n'admettent le progrès que s'il vient de leur côté. Heureusement le professeur Burggraeve pouvait en appeler à d'autres juges, plus désintéressés, partant plus justes, et aussi compétents. Ce serait, en effet, le prendre de trop haut avec le bons sens et l'intelligence de plusieurs milliers de praticiens, que de les supposer capables de faire un accueil enthousiaste à une méthode de traitement dont ils n'auraient pas reconnu le mérite par l'expérimentation préalable. Mais du moment que des centaines de médecins disséminés sur toute la surface du globe vinrent apporter loyalement exposés les faits de leur pratique, et que ces faits présentaient une conclusion unanime en faveur d'une méthode dont l'auteur était pour tous un inconnu, ce jour-là la méthode dosimétrique était fondée, et n'avait plus besoin de l'estampille officielle. On sait d'ailleurs que ce n'est pas de ce côté que vient habituellement le progrès, et l'on conçoit que l'Ecole ait vu d'un œil quelque peu jaloux et chagrin l'établissement d'une réforme qui constituera pour les juges moins prévenus de l'avenir le fait le plus saillant et le plus remarquable de l'évolution de la science médicale au dix-neuvième siècle.

Les inventeurs et les réformateurs ont été de tout temps mal vus des sociétés savantes. Sans parler de Fulton qui portait en Amérique le fruit de ses études dédaignées en France ; de Francklin accueilli à Londres par des rires et des sarcasmes, parce qu'il voulait empêcher le tonnerre de tomber (ce qui nous empêche pas, nous, de mettre des paratonnerres sur tous nos édifices), de ce grand citoyen immortalisé par le vers célèbre de Turgot :

Eripuit cœlo fulmen, sceptrumque tyrannis.

Que dire de l'opposition des corps savants aux plus remarquables opérations de la chirurgie, qui ont dû conquérir malgré eux leur droit de cité, grâce au mérite et à l'initiative de chirurgiens isolés, sorte d'enfants perdus de la science qui ont eu le courage de rire des foudres et des anathèmes de l'Ecole. Par qui l'opération césarienne, l'ovariotomie, l'hystérotomie, la transfusion du sang ont-elles été combattues, sinon par l'Ecole et ses grands-prêtres? Et cependant, aujourd'hui, l'opération césarienne sauve des centaines d'existences, l'ovariotomie devient une opération usuelle et pratique en France, grâce à l'un de nos maîtres de Strasbourg, à Kæberlé qu'ont ensuite imité les Péan, deParis, et nombre de chirurgiens de province marchant à leur suite ; la transfusion du sang se fait tout les jours, et rallume le flambeau de la vie prêt à s'éteindre. Et voyez l'ironie du sort : l'Académie forcée de couronner aujourd'hui (Kæberlé) ce qu'elle condamnait hier. Dans ces derniers temps on a beaucoup parlé de métallothérapie, c'est-à-dire, de l'art de guérir une foule de maladies nerveuses au moyen de courants électriques, déterminés par l'apposition sur la peau des malades de plaques ou anneaux métalliques d'espèces variables suivant les cas et les personnes. Depuis plus de vingt ans le docteur Burcq se livrait à l'étude et à la méditation des phénomènes curieux qu'il suscitait, et guérissait nombre d'incurables pendant qu'on le prenait pour un rêveur, ou peut-être pour un charlatan, ce qui est de bon genre. Aujourd'hui, un des premiers professeurs de Paris, dont la science et l'autorité sont admises sans conteste, le professeur Charcot, s'incline devant le bien fondé des études du docteur Burcq que l'Académie encourage d'une récompense certes bien méritée.

Comme on peut le voir, la roche Tarpéienne et le Capitole sont voisins, et le docteur Burggraeve, lui aussi, aura bien sa statue, mais pour cela la première condition c'est d'être mort. Nous conseillerons donc à notre maître de rester plus que jamais fidèle à son système de longévité, et de retarder le plus possible une apothéose dont il se soucie fort peu sans doute. En attendant, nous ne croirons que conditionnellement à l'infaillibilité de l'Ecole, et nous n'aliénerons jamais cette indépendance, cette liberté d'examen, de contrôle, sans lesquelles le médecin n'est plus que l'esclave du maître. Il nous souvient encore de cette admiration naïve, béate en quelque sorte, que nous éprouvions nous et nos condisciples pour tel maître qui, après avoir décrit de vive voix les lésions produites par telle maladie, nous les faisait constater le lendemain sur le cadavre de l'amphithéâtre; nous admirions alors la science étendue, les études approfondies de nos professeurs. Aujourd'hui que nous avons charge d'âmes, que nous avons eu cent fois pour une la vie de nos malades entre les mains, nous faisons volontiers un retour vers le passé, et nous reconnaissons les profondes lacunes de l'enseignement de nos maîtres, qui ont oublié de nous dire comment on guérissait ces maladies dont les désordres nous étaient si minutieusement décrits, et laissé au dernier plan la thérapeutique dont Cl. Bernard a pu dire, non sans quelque raison, que la thérapeutique n'existait pas.

Que me font à moi toutes ces autopsies, si je ne sais comment empêcher la production ou enrayer la marche de ces lésions devenues mortelles, qui se dressent devant nous comme l'acte d'accusation de notre impuissance? Aussi, quel médecin hésiterait à abandonner l'ornière dans laquelle il verse depuis plus ou moins de temps pour se rallier à la médecine qui, combattant la maladie pied à pied, fait du médecin l'homme véritablement utile à ses semblables?

Jetons maintenant un coup d'œil sur les agents que la médecine dosimétrique emploie pour le plus grand bien des malades, c'est-à-dire pour la jugulation des maladies aiguës, l'anatomie patologique n'étant pas, que nous sachions, le dernier mot de la médecine.

CHAPITRE II.

LES ALCALOÏDES OU AGENTS DE LA MÉDECINE DOSIMÉTRIQUE. — DE LA MORTALITÉ COMME CRITÉRIUM DE LA VALEUR DU TRAITEMENT DOSIMÉTRIQUE.

§ I.

Les Alcaloïdes.

Omne tulit punctum qui miscuit utile dulci.

Les alcaloïdes sont des principes immédiats représentant la partie véritablement active de la plante, celle-ci débarrassée de tous les éléments qui pourraient gêner ou annuler son action. Ce sont donc des agents d'une pureté absolue et dont l'emploi doit inspirer confiance. Leur action se porte sur le système nerveux vaso-moteur, c'est-à-dire sur la partie du système nerveux qui préside à la contraction ou à la dilatation des vaisseaux suivant l'influence du médicament employé.

Les alcaloïdes sont donc des modificateurs généraux, des régulateurs de la vitalité dont ils doivent soutenir le jeu, réprimer l'allure, modérer les écarts suivant l'indication qu'il s'agit de remplir. Ce sont des médicaments héroïques dans les maladies aiguës dont la jugulation désormais possible constitue le plus beau fleuron de la dosimétrie. Donnés coup sur coup et à intervalles d'autant plus rapprochés que le danger est plus imminent, convenablement associés, ils font tomber comme par enchantement la chaleur et le pouls. Le médecin, grâce à leur judicieux emploi, met ainsi son malade à l'abri de ces complications terribles, inséparables de la prolongation d'une température morbide élevée. Si cette température ne s'abaisse pas, si le pouls continue de battre 120, 130, 140 fois par minute, le sang devient visqueux, noirâtre par défaut d'oxigénation; il circule avec une peine extrême dans les vaisseaux distendus, paralysés, sans ressort, et le cœur s'épuise en contractions trop faibles pour imprimer à la masse sanguine un mouvement régulier. De là des stases et des embarras dans la circulation des organes les plus essentiels à la vie, et la suppression des sécrétions dont les produits retenus dans le sang qu'ils empoisonnent, déterminent des accidents si souvent mortels de l'ataxie et de l'adynamie. Ces phénomènes qui annoncent l'inflammation par paralysie des vaisseaux, seront combattus avec succès, non par les émissions sanguines qui ne peuvent rien contre une inflammation passive, mais par les excito-moteurs qui ramèneront la contractilité des vaisseaux et régulariseront le cours du sang.

Tous les alcaloïdes sont défervescents et d'une façon

d'autant plus prompte que leur action est mieux combinée. Ainsi deux alcaloïdes associés, par exemple la vératrine et l'aconitine, donnés simultanément, feront tomber plus rapidement la fièvre que l'un de ces alcaloïdes donné seul et dans la même proportion que les deux pris ensemble, dans le même espace de temps.

Parmi ces alcaloïdes, il en est qui sont comme la strychnine, et à un degré moindre, la brucine et la quassine, des toniques directs du système nerveux. Le cheval de bataille du médecin dosimétriste, l'incitant vital par excellence sera donc la strychnine (sulfate, arséniate, hypophosphite, selon les cas). Sous son influence, tous les tissus augmentent de densité, la contractilité des vaisseaux s'accroît, et les sécrétions se font avec plus de facilité par leurs émonctoires naturels.

Nous n'avons pas l'intention, bien entendu, d'étudier en détail chacun de ces agents, et nous n'essaierons pas non plus de les classer, ces sortes de classifications étant à peu près impossibles, en raison des propriétés multiples de chacun d'eux. Ceux que ces questions intéresseraient particulièrement trouveront dans les ouvrages du docteur Burggraeve leur solution traitée magistralement et avec l'autorité que donne la science fécondée par une longue pratique. Ainsi, par exemple, la strychnine que nous dénonçons comme le tonique par excellence du système nerveux, devient elle-même un antiphlogistique parfois indispensable au début des grandes inflammations. Souvent, dans ces cas, les émissions sanguines, les antiphlogistiques directs ne feraient qu'aggraver l'état du malade et précipiter la catastrophe. C'est alors qu'il faut courir au plus pressé et relever la vitalité, et triompher d'une prostration incompatible avec le maintien de la vie. Cette tâche sera confiée à la strychnine dont l'action permettra plus tard l'emploi des antiphlogistiques ou des défervescents naguère inutiles ou nuisibles.

Aconitine — Vératrine — Digitaline. — Ces trois agents sont les défervescents journellement employés par le médecin dosimétriste dans la jugulation des maladies aiguës. Donnés de quart-d'heure en quart-d'heure, ou de demi-heure en demi-heure par granules pris ensemble jusqu'à effet, ils procurent au bout de quelques heures au malade le bienfait inestimable de l'apyrexie. La peau devient fraîche, le calme et le bien-être succèdent au délire et à l'agitation ; l'incendie qui consumait intérieurement le malade est éteint. S'il se rallume, les mêmes moyens produiront les mêmes effets et récompenseront le thérapeutiste de sa constance. Si les exacerbations de la fièvre semblent revêtir un caractère de périodicité, la quinine et ses sels (ferro-cyanate, arséniate) en feront promptement justice.

Les granules d'aconitine et de vératrine Chanteaud contiennent tous un demi-milligramme de principe actif. Ce degré de division permet de donner l'alcaloïde jusqu'à effet, sans aucune crainte d'empoisonnement, par l'excellente raison que ces granules étant parfaitement et immédiatement solubles et dissous, il n'y a pas à craindre leur accumulation dans l'organisme comme avec les préparations galéniques usuelles. Combien de fois nos malades ne nous ont-ils pas dit : Mais, docteur, je rends vos pilules telles que je les prends. Sommes-nous donc le seul à qui cette remarque ait été faite. Supposons pour un instant qu'il s'agisse de préparations actives données pendant un certain temps, belladone, noix vomique, etc., et que ces préparations qui se sont peut-être accumulées dans l'intestin sans décéler leur présence, viennent tout d'un coup à se dissoudre. A quels accidents le malade ne va-t-il pas se trouver exposé? Avec les alcaloïdes Chanteaud aucun de ces accidents n'est à craindre, parce que la dissolution de ces granules est immédiate.

Sels de quinine (ferro-cyanate, sulfate, arséniate, hypophosphite). — Le sulfate de quinine est le cheval de bataille de l'allopathe. Pour lui, presque toutes les maladies aiguës sont justiciables de cet alcaloïde. Malheureusement ce dernier échoue la plupart du temps, parce qu'on le donne à tout propos et hors de propos. Quand le malade est dégoûté, saturé de ce médicament pris par la bouche, on le donne en lavement ou sous forme d'injections hypodermiques, et on perd ainsi un temps précieux pendant lequel les vrais défervescents feraient merveille. C'est qu'en effet dans les fièvres continues le sulfate de quinine est aussi infidèle qu'il est héroïque dans les fièvres d'accès; et pourtant on ne cesse de bourrer le malade de sulfate de quinine par haut et par bas jusqu'à ce que le tube digestif, tanné en quelque sorte par le médicament, devienne réfractaire à toute absorption. Si l'on interroge le malade qui a pris pendant quinze ou vingt jours des doses de un demi-gramme ou de un gramme de sulfate de quinine, et si on lui demande comment il se trouve, la réponse sera à peu près invariablement celle-ci : Je ne tremble plus, il est vrai, mais je ne suis pas guéri, car je ne mange ni ne digère quoi que ce soit.

C'est qu'en donnant des doses brutales de quinine qu'on aurait pu rendre dix fois moins fortes en soutenant la vitalité, on a déterminé une véritable gastro-entérite médicamenteuse qui mettra plusieurs semaines à disparaître et qui rend faible ou nulle l'absorption et l'assimilation des aliments.

Pour nous, nous n'employons les doses massives de sulfate de quinine que dans les cas de fièvres pernicieuses qui n'admettent pas de temporisation. Si, en effet, un deuxième ou troisième accès peuvent être mortels, la prudence la plus élémentaire veut que l'on cherche à triompher au plus vite du mal. Nous ne connaissons pas de moyen plus rapide de couper une fièvre d'accès que de donner chaque jour de dix à vingt granules d'hydro-ferro-cyanate de quinine ou d'arséniate de quinine en ayant soin de tenir les voies libres et ouvertes à l'absorption par une ou deux cuillerées à café de sel de Sedlitz granulé Chanteaud dans un demi-verre d'eau fraîche, et en réveillant de temps à autre la vitalité par la strychnine.

Morphine — Codéine — Narcéine — Hyposciamine — Cicutine — Atropine. — Toutes les manifestations de la douleur trouvent un remède dans les divers alcaloïdes de l'opium et la cicutine pure ou associée au brôme. L'hyposciamine et l'atropine lèvent les spasmes douloureux et les subparalysies qu'ils entraînent souvent à leur suite, surtout si on a soin de leur associer la strychnine. Bref, il n'y a pas d'indications que l'on ne puisse remplir avec les médicaments dosimétriques. Qu'il s'agisse, par exemple, de la colique des peintres, de hernies douloureuses, engouées, étranglées même et irréductibles, de cystocèle, de rétention ou d'incontinence d'urine, de dyspepsie flatulente; dans tous ces cas, les alcaloïdes ci-dessus isolés ou associés dans d'intelligentes combinaisons, réserveront au médecin le plus prévenu, le moins bien disposé à leur égard, des surprises qu'il n'aura garde d'oublier. Nous en parlons après des expériences convaincantes qui nous ont permis de pouvoir lever, sans l'intervention du couteau, des étranglements contre lesquels l'opération seule était conseillée. Nous en appelons aux trois ou quatre mille médecins qui entretiennent des relations avec le Répertoire de médecine dosimétrique. A quoi sert de bouder? Le temps n'est peut-être pas éloigné où les malades verront de quel côté se trouve le progrès, et, comme en définitive, ce sont eux qui décident souverainement, il faudra bien que messieurs de l'Ecole y viennent... après tous les autres. Le malade, lui, ne demande qu'une chose, guérir, et le plus vite pour lui sera le mieux. Il se soucie fort peu d'être soigné par telle ou telle méthode; il ne distingue pas le schisme de l'orthodoxie, et ces discussions le laissent complétement indifférent. Mais son bon sens et son intelligence lui conseillent d'être malade le moins longtemps possible; et si la méthode dosimétrique lui présente des conditions plus avantageuses de célérité dans le traitement, et de sécurité dans le dénouement, eh! que voulez-vous, il criera, lui aussi : Vive la dosimétrie!

§ II.

De la mortalité par le traitement dosimétrique.

Le critérium définitif de la valeur d'une méthode de traitement, c'est la mortalité. Le docteur Burggrave, placé à la tête d'un service important de chirurgie dans une grande ville manufacturière, où les cas de blessures sont très-nombreux, était effrayé de la mortalité qu'il voyait dans ses salles à la suite du traitement allopathique ordinaire. Au moins trente pour cent de ses blessés succombaient à la résorption purulente et à la fièvre de consomption. C'est alors que l'idée lui vint de combattre cette fièvre, ces complications qui déjouaient le traitement en apparence le plus rationnel. Grâce aux alcaloïdes qui lui permettaient de triompher de toutes les poussées fébriles, il empêchait les blessés de devenir malades, et pouvait les nourrir abondamment, ce qui est un élément considérable de succès, comme on a pu s'en rendre compte en lisant l'histoire des blessés de Crimée. Les blessés anglais, mieux nourris que les blessés français, résistaient et guérissaient pendant que les nôtres mouraient pour la plupart. Aujourd'hui, dans son service de Gand, où la méthode dosimétrique est exclusivement employée, la mortalité oscille de cinq à deux pour cent. Quelle meilleure réponse faire aux allopathes! Dira-t-on que les cas traités par le docteur Burggraeve sont légers? Nous répondrons que l'on ne fait pas le triage des blessés, et qu'on les lui apporte souvent avec des lésions qui nécessitent les plus grandes mutilations. Mais les alcaloïdes et les pansements de Lister ont fait descendre la mortalité de trente pour cent à cinq et deux pour cent; et dans le cours de l'une de ces dernières années, sur un chiffre de plus de cinq cents blessés, le docteur Burggraeve a été assez heureux pour n'avoir pas un seul cas de mort. Que ceux qui ont des meilleures statistiques à montrer se lèvent.

Les alcaloïdes et les pansements de Lister ont opéré de nos jours une véritable révolution en chirurgie. Celle-ci est devenue conservatrice, et l'on peut dire sans paradoxe que le plus grand chirurgien est celui qui fait le moindre usage du couteau; telle blessure, telle plaie, qui, en d'autres temps eussent nécessité une opération sanglante, radicale, deviennent de simples lésions locales, appelées à guérir sans mettre en péril la vie du malade. N'était-il pas désolant, par exemple, de voir tomber un bras, une jambe, pour une simple fracture comminutive ou pour une arthrite chronique, et cela parce que des signes de résorption putride, ou la fièvre de consomption menaçaient d'emporter les malades ?

Nous nous rappelons à cette occasion l'histoire de deux chirurgiens que nous avons vus à l'œuvre dans la même salle, dont l'un guérissait soixante-dix pour cent de ses opérés, tandis que l'autre en perdait dans la même proportion. C'est que le premier était à la fois médecin et chirurgien, s'étudiant, une fois l'opération faite, à en prévenir les complications probables ou possibles par des moyens souvent suivis de succès, et que le second s'en remettait à la grâce de Dieu comme feu Ambroise Paré, ce qui n'est pas suffisant. Peut-être avait-il un culte particulier pour l'anatomie pathologique et les autopsies.

Un éminent chirurgien de nos jours, le docteur Péan, de Paris, ne craint pas de se montrer ami du progrès et d'emprunter à la dosimétrie les moyens puissants qu'elle met à sa disposition pour sauver la vie de ses opérés ; tant il est vrai que les réformes vraiment utiles finissent par s'imposer, en dépit de la routine et de la mauvaise foi. Aujourd'hui, du reste, de hautes notabilités scientifiques rendent un hommage tardif, mais mérité, à l'œuvre du docteur Burggraeve, et les sociétés savantes de l'étranger sont fières d'accueillir dans leur sein ce glorieux vétéran de l'enseignement et de la pratique médicale.

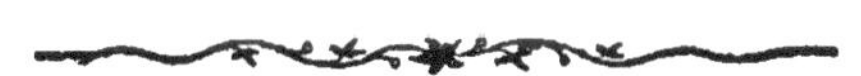

CHAPITRE III.

APPLICATION DE LA MÉDECINE DOSIMÉTRIQUE : DANS LES MALADIES AIGUES. — DANS LES MALADIES CHRONIQUES OU DIATHÉSIQUES. — DANS LES MALADIES ORGANIQUES.[1]

§ I.

Dans les maladies aiguës

Dans toutes les maladies aiguës, fièvres, inflammations, névroses, congestions, c'est-à-dire toutes les fois que le thermomètre décèle un mouvement fébrile, le médecin dosimétriste a recours aux alcaloïdes défervescents pour faire tomber la chaleur et le pouls. Suivant les circonstances, il emploiera l'aconitine, la vératrine, la digitaline, la strychnine, coup sur coup, jusqu'à ce qu'il reste maître du terrain. Peu lui importe que cette fièvre, que ce désordre des actes vitaux proviennent de telle ou telle cause ; en face de températures morbides de 39°, 40°, 41°, 42° centigrades, il ne s'amusera pas à compter sur les ressources de la nature, et préviendra par une sage intervention les complications ou dangers qui ne lui laisseraient plus que de stériles regrets.

Nous répéterons donc avec le docteur Burggraeve : aux maladies aiguës, traitement aigu, c'est-à-dire, pas d'expectation, pas de respect puéril pour l'évolution d'une maladie qui menace aujourd'hui et tuera peut-être demain. Que de fois, en effet, en attendant que *la maladie se déclare*, le médecin ne s'est-il pas rendu involontairement coupable d'homicide par imprudence ! On peut donc, si l'on est appelé à temps, n'en déplaise aux chagrins détracteurs de la dosimétrie, juguler neuf fois sur dix la plupart des maladies aiguës : pneumonies, pleurésies, rhumatismes, fièvre typhoïde, etc.

Dans les fièvres éruptives, la chaleur morbide s'élève souvent à 40°, 41°, 42°, et cette température empêche l'éruption de se faire à la surface de la peau aride et brûlante. Nous ferons donc tomber cette chaleur par les alcaloïdes appropriés, et la moiteur de la peau viendra nous avertir qu'elle a recouvré sa perméabilité, et que rien désormais n'empêche les manifestations cutanées de la maladie. Tous les médecins savent que tant que l'éruption n'est pas faite la température reste plus ou moins élevée, c'est-à-dire que le danger plane sur la tête du malade.

Pendant l'épidémie de variole de 1870, il nous a été facile de vérifier l'exactitude de ce fait et nous avons eu la douleur de voir mourir un certain nombre de nos malades avant l'apparition de l'éruption ; à cette époque, nous ne connaissions pas encore, malheureusement pour nos malades, les moyens que la Dosimétrie devait mettre plus tard à notre disposition. Parmi les trois cents varioleux qui réclamèrent nos soins, nous avons encore présente à la mémoire une dizaine de cas foudroyants que nous combattrions probablement avec succès aujourd'hui.

Dans les maladies aiguës parasitaires, dipthérite, croup, angine, coqueluche, les alcaloïdes ne sont pas moins nécessaires pour abattre la température morbide qui favorise l'extension et la propagation du mal, et provoque la décomposition du sang, qui devient noir, visqueux, diffluent. On attaquera en même temps le parasite, cette espèce d'oïdium des voies respiratoires, par l'antiparasitaire si bien mis en lumière par un de nos collègues de la société de médecine dosimétrique. Nous avons nommé le *sulfure de calcium*, que le docteur Fontaine, et, à son imitation, d'autres praticiens et nous-même, ont employé avec un succès merveilleux dans les formes les plus graves du croup et de la dipthérie. Nous avons lu avec un grand plaisir ces observations si concluantes, et nous sommes heureux que la science médicale possède, grâce à notre confrère, un remède en quelque sorte spécifique contre ses affections qui comptent chaque année leurs victimes par milliers. Le sulfure de calcium, granulé au centigramme par M. Chanteaud, est administré jusqu'à ce qu'il y ait chez le malade des renvois de gaz hydrogène sulfuré par la bouche, pendant que l'on combat les accès fébriles par l'hydro-ferro-cyanate de quinine, et que l'on soutient la vitalité atteinte jusqu'à la source par la strychnine et une alimentation suffisante. Avons-nous besoin d'ajouter que le docteur Fontaine emploie, comme tout le monde, les vomitifs qui ne sont et ne peuvent être que l'accessoire utile, parfois indispensable, de la médication principale, et qu'il touche les plaques diptheritiques avec un pinceau imbibé de jus de citron.

Contre les fausses membranes qui tapissent la gorge et les voies aériennes, on a employé de tout temps une foule de topiques ayant la prétendue vertu de ramollir, de détacher les exsudats; mais qu'a-t-on fait jusqu'à présent pour attaquer la cause productrice de ce parasite qui naît, renaît, foisonne le long des voies respiratoires du malade qu'il tue soit par une longue et cruelle strangulation, comme dans le vrai croup, soit par une sorte d'empoisonnement septicémique, ce que nous remarquons dans ces diptheries malignes accompagnées d'engorgement ganglionnaire, de tapissement blanc des voies aériennes, et de jetage par le nez de liquide sanieux, sanguinolent.

La trachéotomie, inutile dans cette forme de la dipthérite, caractérisée par un empoisonnement général du sang, est quelquefois pratiquée avec succès, (environ 25 0/0) dans le croup simple, laryngé, quand on opère dans des conditions favorables. Mais la plupart du temps, surtout à la campagne, les parents reculent avec effroi devant cette opération et n'y consentent que lorsqu'il n'y a plus de chances de succès pour celui qui l'entreprend et qui n'opère alors que parce que sa conscience le lui commande. Toutefois, quelle que soit la façon dont on envisage cette opération, elle n'est que la levée d'un étranglement ; elle demeure impuissante contre la cause de la maladie et ne saurait être qu'un pis-aller. Le traitement interne et externe par le sulfure de calcium et le jus de citron mérite la confiance des praticiens, parce qu'il s'attaque victorieusement à la cause de la maladie et à ses manifestations. En présence de l'inutilité et de l'impuissance de tous les autres moyens de traitement, c'est un devoir pour le médecin d'essayer un traitement aussi sage que rationnel, et un devoir pour les familles d'en réclamer l'application.

Dans la fièvre typhoïde. — Les alcaloïdes nous permettent encore de traiter avec un éclatant succès la maladie la plus commune de nos grandes villes, la fièvre typhoïde, contre laquelle on a employé tour à tour l'expectation, les antiphlogistiques, les évacuants, et dans ces dernières années les bains froids. Cette dernière médication, souvent plus dangereuse que la maladie qu'elle a pour but de guérir, n'a aucune chance d'entrer définitivement dans la pratique, grâce au bon sens des malades et des familles. La prétention de guérir la fièvre typhoïde par les bains froids est en vérité quelque peu ridicule de la part de médecins sérieux, et le nombre n'est pas grand des praticiens décidés à jouer cette sorte de va-tout brutal. Un pompier qui pour éteindre un incendie dont le foyer serait dans les caves d'un édifice, se contenterait d'inonder les combles, nous donnerait une mauvaise opinion de son savoir-faire. C'est là pourtant ce que l'on fait avec les bains froids, qui produisent à la surface du corps une énorme et brusque soustraction de chaleur sans agir sur les causes productrices de cette chaleur, et cela en exposant le malade à des congestions internes dont la mort quelquefois même subite peut-être la conséquence. Nous ne confondons pas avec les bains froids les lotions froides, et toujours bienfaisantes, à l'éponge ou au linge mouillé, dont le malade se trouve fort bien.

L'action des alcaloïdes est tout autre : donnés graduellement, ils produisent l'abaissement de cette température élevée qui favorise les fermentations et la décomposition du sang. D'un autre côté, le sel de Sedlitz Chanteaud, donné en lavage journaliers, conserve à l'intestin toutes ses propriétés d'absorption des médicaments et des aliments. Combattant pied à pied les poussées fébriles par les défervescents, et les phénomènes si fréquents d'adynamie et d'ataxie par les nervins, acides phosphorique, strychnine, etc., le médecin a la joie de soustraire le plus souvent son malade aux complications dangereuses, tout en diminuant de moitié au moins la durée d'une fièvre qui, si elle ne peut être *coupée* dans le sens habituel de ce mot, parcourt du moins ses périodes, avec des allures de bénignité particulière.

Dans les maladies des yeux, névralgiques ou inflammatoires, à la suite des nombreuses opérations que nous pratiquons sur ces organes, nous employons journellement avec succès les alcaloïdes qui nous servent à prévenir où à combattre les phénomènes inflammatoires si prompts à se montrer dans ces organes délicats.

Dans les maladies des organes génito-urinaires, uréthrite, cystite, incontinence ou rétention d'urine, dans les inflammations utérines, les engorgements, les ulcérations, les douleurs lancinantes du cancer, nous avons retiré les plus heureux effets des principaux alcaloïdes, à l'emploi desquels nous ne sommes arrivé la plupart du temps d'ailleurs qu'après avoir constaté l'impuissance avérée des remèdes allopathiques ordinaires.

§ II.

Dans les maladies chroniques

La médecine dosimétrique ne pouvait songer à instituer pour les maladies chroniques un traitement de jugulation, car on ne jugule pas une maladie chronique. Ces affections sont le plus souvent entretenues par des diathèses, c'est-à-dire par des prédispositions morbides, qui varient suivant une foule de circonstances, d'âge, de sexe, de profession, de climat, de régime, d'habitudes. Elles repassent parfois à l'état subaigu ou aigu, et alors les alcaloïdes redeviennent nécessaires pour enrayer ces accès fébriles qui ne manquent pas d'amener par leur répétition, la consomption et l'épuisement ; ainsi la bronchite aiguë, la pleurésie aiguë mal soignées ou négligées deviennent facilement chroniques, et ces dernières, si l'on n'y prend garde, pourront engendrer la phthisie.

Les maladies chroniques proviennent toutes ou presque toutes et avant tout d'un vice de nutrition. Le médecin devra donc employer des armes à longue portée, des agents thérapeutiques longtemps continués, mais il devra surtout s'attacher à soutenir la vitalité afin de rétablir un sage équilibre entre le mouvement de décomposition et de nutrition. Que de fois le médecin n'est-il pas arrivé à faire vivre pendant des mois, des années même, à force de bons soins, de pauvres malades n'ayant plus pour ainsi dire que le souffle ! Ce résultat serait encore plus fréquent si l'on se préoccupait davantage de la fièvre qui mine sourdement le malade. Pour y arriver on donnera donc à celui-ci des médicaments d'autant plus faciles à prendre qu'il sera nécessaire d'y revenir plus souvent, et on abandonnera ces doses massives qui, semblables au pavé de l'ours, respectent ou augmentent la maladie, et assomment le malade.

Pourquoi les eaux minérales sont-elles si efficaces et de plus en plus employées dans le traitement des maladies chroniques, sinon parce qu'elles fournissent aux malades des agents médicamenteux à petites doses, mais éminemment absorbables, et partant très-actifs ! Eh bien ! voilà tout le secret de la puissance et du mérite des agents dosimétriques, qu'il s'agisse de combinaisons métalloïdiques ou métalliques. Le médecin a donc à sa disposition des préparations qui lui permettront d'administrer le brôme, l'iode, le soufre, le phosphore, l'arsenic, et toutes leurs combinaisons avec les métaux, sous la forme de granules, immédiatement solubles, qui seront acceptés sans la moindre répugnance de tous les malades.

§ III.

Dans les maladies organiques.

Quand le médecin se trouve en face de maladies organiques, c'est-à-dire d'inflammations ayant parcouru tous leurs stades, et donné lieu à la production de dégénérescences telles que le tubercule, le cancer,—le médecin, disons-nous, doute de sa puissance, il est découragé et se trouve comme porté malgré lui au *laisser-faire*, à l'expectation. Que faire, en effet, contre une affection organique du cœur, contre la fonte tuberculeuse du poumon, contre la pullulation et le foisonnement du cancer? Voilà ce que vous entendrez tous les jours, comme si le médecin devait abdiquer devant toute maladie grave et se retirer piteusement sous sa tente.

Ici encore la dosimétrie viendra à son secours; elle lui apprendra que l'on peut vivre vingt ans avec une maladie de cœur, que la fonte du poumon peut être considérablement ralentie, et parfois merveilleusement guérie, que le cancer lui-même en évolution pourra subir un arrêt de développement, si le médecin dont la mission grandit avec le péril qui menace le malade, sait combattre pied à pied tous les accidents qui se présentent, parer à toutes les complications, et surtout soutenir la vitalité constamment battue en brèche par la fièvre de consomption. Les résultats qu'il obtiendra lui prouveront qu'il a bien fait de ne pas rester le spectateur inactif et platonique de l'évolution de la maladie. Alors même qu'il n'aura pu guérir, il lui restera la consolation d'avoir considérablement prolongé la vie du malade, résultat très-important dans un grand nombre de circonstances.

CHAPITRE IV

TABLEAU DES PRINCIPAUX MÉDICAMENTS DOSIMÉTRIQUES.

OBSERVATIONS. — CONCLUSION.

§ I

Médicaments dosimétriques.

GRANULES

contenant chacun 1/2 milligramme de substance active.

En boîte de 10 tubes de 20 granules chacun.

Aconitine.
Arséniate de strychnine.
Atropine.
Brucine.
Cicutine.
Colchicine.
Daturine.
Hyosciamine.
Hypophosphite de strychnine.
Picrotoxine.
Sulfate de calabarine.
Sulfate de strychnine.
Vératrine.

GRANULES

contenant chacun 1 milligramme de substance active.

En boîte de 10 tubes de 20 granules chacun.

Acide arsénieux.
Acide benzoïque.

Acide phosphorique.
Apomorphine.
Arséniate d'antimoine.
Arséniate de caféine.
Arséniate de fer.
Arséniate de manganèse.
Arséniate de potasse.
Arséniate de quinine.
Arséniate de soude.
Asparagine.
Bromhydrate de cicutine.
Bromhydrate de morphine.
Bryonine.
Caféine.
Calomel.
Chlorhydrate de morphine,
Citrate de caféine.
Codéine.
Cubébine.
Cyanure de zinc.
Digitaline.
Elatérine.
Emétine.
Hydro-ferro-cyanate de quinine.
Iodydrate de morphine.
Iodoforme pur.
Iodure d'arsenic.
Bi-iodure d'hydrargyre.
Jalapine.
Kousséine.
Narcéine.
Phosphure de zinc,
Pipérine.
Quassine.
Scillitine.
Sel de Grégory.

GRANULES

contenant chacun 1 centigramme de substance active.

En boîte de 10 tubes de 20 granules chacun.

Acide salicylique.
Acide tannique.
Benzoate d'ammoniaque.
Benzoate de lithine.
Benzoate de soude.
Bromhydrate de quinine.
Camphre-mono-bromé.
Carbonate de lithine.
Croton-chloral.
Emétique.
Ergotine.
Diatase.
Hypophosphite de chaux.
Hypophosphite de soude.
Iodure de souffre.
Kermès.
Lactate de fer.
Pepsine pure.
Phosphate de fer,
Podophyllin.
Proto-iodure d'hydrargique.
Salicylate d'ammoniaque.
Salicylate de fer.
Salicylate de quinine.
Salicylate de soude.
Santonine.
Sous-nitrate de bismuth.
Sulfate de quinine.
Sulfure de calcium.
Valérianate de fer.
Valérianate de quinine.
Valérianate de zinc.

Les médicaments dosimétriques sont délivrés sur prescription dans les pharmacies, par tubes de 20 granules portant la signature du docteur **Burggraeve**, comme garantie contre les fraudes et contrefaçons. Ce sont des préparations magistrales et non des spécialités pharmaceutiques sans autorité.

Si nous ajoutons aux médicaments ci-dessus le sel de Sedlitz Chanteaud, le sucre à l'oxyde de fer soluble, le phosphate de chaux, le charbon végétal et le cubèbe, préparations admirablement granulées par la pharmacie Chanteaud, il nous sera facile de faire voir aux praticiens qu'il n'est pas d'indications auxquelles ils ne puissent répondre sur l'heure, et d'une manière d'autant plus sûre qu'ils peuvent compter sur l'activité des agents employés et sur leur inaltérabilité provenant des soins apportés à leur préparation.

Et, maintenant, avions-nous tort de dire que la médecine dosimétrique devient le tombeau des spécialités pharmaceutiques ? A quoi bon dès lors ces médicaments aux promesses aussi fallacieuses que mirifiques, qui transforment l'officine du pharmacien en une sorte de bazar, le pharmacien lui-même en courtier de marchandises ; et suppriment d'un trait la science et l'étude pour ne s'adresser qu'à la crédulité publique. Le médecin sérieux ne prescrit presque jamais de spécialités, où s'il fait quelques exceptions, ce n'est qu'en faveur de quelques rares médicaments qui ont conquis l'estime publique.

Le pharmacien lui-même ne croira pas son prestige fortement rehaussé par l'étalage dans son officine de ces préparations ridicules et menteuses pour la plupart, qu'il se condamne à vendre sans en connaître la composition et la valeur. Nombre de pharmaciens d'ailleurs, à notre connaissance, sont désolés de cette avalanche de spécialités dont les neuf dixièmes peuvent rivaliser avec la douce et universelle Revalescière pour l'efficacité.

§ II.

Observations.

Premier fait.

Enfant de trois ans, atteinte depuis plus d'un an de fièvre intermittente irrégulière, combattue sans succès par le sulfate de quinine à doses massives : amaigrissement considérable, pas d'appétit.

Traitement dosimétrique par l'arséniate de strychnine et l'hydro-ferro-cyanate de quinine, pris journellement à la dose de trois ou quatre granules de chaque espèce donnés ensemble deux par deux. La fièvre de consomption cède en quelques jours, sans présenter de récidive. Guérison complétée par l'arséniate de soude et la quassine qui rétablissent les fonctions digestives.

Deuxième fait.

M. X., cinquante ans, dyspepsie ancienne, flatulente, pas d'appétit, amaigrissement considérable, anémie, bruit de souffle au cœur, faiblesse telle dans les jambes que le malade ne sent pas toujours le sol sous ses pieds.

L'atonie digestive est combattue par la quassine et la strychnine associées, par l'hyposciamine.—Sedlitz Chanteaud pour régulariser les gardes-robes.—Au bout de quinze jours le malade digère très-bien, la marche est sûre et la guérison confirmée par l'arséniate de fer qui est bien supporté.

Troisième fait.

Mlle V., cinquante-quatre ans, gastrite chronique, traitée depuis longtemps par plusieurs confrères qui ont essayé tous les bocaux de l'allopathie. Arrivée à un degré d'anémie assez profond pour déterminer des syncopes fréquentes. La malade ne peut se soulever dans son lit sans tomber en faiblesse : Pouls nul. Vomissements continuels.

Traitement suivant : Un séton à la région épigastrique. — Charbon granulé Chanteaud. — Quassine et strychnine avant les repas, pour remédier à l'insuffisance nerveuse.

Le mieux est en quelque sorte immédiat, les aliments donnés avec précaution ne sont plus rendus. Au bout de trois mois le séton est enlevé. Guérison non démentie.

Quatrième fait.

Mme L., dix-neuf ans, enceinte de trois mois. Bronchite aiguë, crachements de sang vermeil, toux opiniâtre, prostration, frissons répétés.

Aconitine et vératrine jusqu'à défervescence, après quoi hydro-ferro-cyanate de quinine pour prévenir le retour de l'état fébrile.

Guérison rapide, la grossesse suit son cours normal.

Cinquième fait.

Mlle D., trente-quatre ans, atteinte depuis huit mois de périostite des os du bassin, n'a subi aucun traitement interne. Les médecins qui l'ont soignée se sont bornés à ouvrir les abcès des parois vaginales à plusieurs reprises. Tombée dans le marasme, elle a des syncopes qui font croire à une terminaison si prochaine qu'on lui fait donner les secours de la religion.

Le lendemain nous sommes appelé et nous constatons le genre d'affection; il s'agit d'une périostite syphilitique avec décollements étendus et clapiers purulents. Des cicatrices anciennes sur les tibias, les clavicules ne permettent pas le plus léger doute, et tracent la voie à suivre.

Nous courons au plus pressé, et pour faire vivre la malade qui est sans pouls et froide, nous donnons des granules d'hypophosphite de strychnine dans du vin de Malaga jusqu'à relèvement de la vitalité. Au bout de deux jours traitement interne ioduré : Vératrine et aconitine pour enrayer les poussées fébriles. Quatre fois nous avons pu nous rendre maître des symptômes de résorption purulente, et, pendant les six mois que nous avons pu faire vivre cette malade, nous avons espéré vingt fois qu'il nous serait donné de la remettre sur pied. Mais les désordres étaient tels que la vie était incompatible.

Depuis que nous employons les médicaments dosimétriques nous ne nous rappelons pas un seul cas où ils aient mieux démontré leur puissance.

Sixième fait.

M. E., vingt ans, rétention d'urine, uréthrite ancienne, canal rétréci, mais à un faible degré. La vessie pleine dépasse l'ombilic, les douleurs sont atroces, le malade ne fait que du sang.

Nous songeons à la ponction de la vessie, qui nous a réussi dans d'autres cas, mais nous tenons à essayer avant tout un traitement rationnel. Tous les quart-d'heure deux granules d'hyposciamine pour un de sulfate de strychnine jusqu'à effet. Le malade prend environ trente ou trente-cinq granules et urine sans douleur dans son vase qu'il remplit. On cesse la médication. Le lendemain la rétention récidive. — On reprend les granules. Urines facilement rendues. — Continuation des granules pendant trois ou quatre jours. Guérison définitive.

Septième fait.

Trois cas de chorée infantile dans le même quartier, chez trois enfants âgés de neuf, sept, quatre semaines. La chorée hémilatérale chez ces trois enfants, devenue générale avec menace d'asphyxie chez le premier sous l'influence d'une potion éthérée qui fait redoubler la crise chaque fois que l'on donne de cette mixture prescrite par le médecin. Nous donnons le sulfate de strychnine que Trousseau d'ailleurs recommande dans cette maladie, et nous passons une demi-heure près de l'enfant, en raison de la gravité du cas. L'enfant prend donc quelques cuillerées à café du sirop de Trousseau, et le premier résultat qui nous frappe, c'est que, séance tenante, la chorée, de générale devient hémilatérale, mais les crises sont tellement répétées depuis la veille que nous ne conservons plus d'espoir. L'enfant ne tète plus et suffoque, ou bien il est dans un état de mort apparente; nous recommandons alors de donner de demi-heure en demi-heure une goutte de laudanum de Sydenh jusqu'à cessation des crises. Notre but en même temps est de relever la vitalité, et le laudanum produit cet effet dans un certain nombre de cas. L'enfant prend cinq gouttes de laudanum, de demi-heure en demi-heure (que l'on parle encore de doses maxima et minima), et s'endort pendant quatre ou cinq heures. A son réveil il prend le sein et n'a plus de crises; il conserve seulement quelques grimaces. Aujourd'hui l'enfant est bien portant.

Chez les deux autres enfants, le sulfate de strychnine ayant été donné dès l'abord et sans aucun autre médicament, la guérison était complète au bout de huit jours.

Huitième Fait.

Enfant S..., 4 ans, croup d'emblée, laryngé, voix éteinte, léger degré de cyanose : — 2e jour de la maladie.

Vomitif (sulfate de cuivre), puis de demi-heure en demi-heure granules arséniate de strychnine et sulfure de calcium associés. — Dans l'intervalle, granules de ferro-cyanate de quinine, et badigeonnage de l'arrière-gorge au jus de citron pur.

Le lendemain mieux sensible, la nuit a été moins mauvaise, renvois d'hydrogène sulfuré par la bouche. — Continuer et alimenter avec soin (œufs, chocolat, café, potages). Le surlendemain mieux très-sensible, l'enfant reprend ses jouets. Le quatrième jour plus de danger. — On continuera par précaution le sulfure de calcium, ce médicament si heureusement mis en lumière par le docteur Fontaine, notre collègue de la Société de médecine dosimétrique.

Neuvième ***Fait.***

Enfant X..., 3 ans, hydrocéphalie chronique, tête énorme que l'enfant ne peut plus porter. — *Condamné par la Faculté à mourir prochainement ou à devenir idiot.* Pas de sommeil depuis six mois, cris hydrocéphaliques et résolution musculaire par compression du cerveau : Ne mange rien.

Nous instituons le traitement suivant : vésicatoire permanent à la nuque, frictions matin et soir à l'huile de foie de morue tiède sur tout le corps, puis enveloppement dans une couverture pendant une heure. — Granules d'hypophosphite de strychnine et d'arséniate de fer associés.

Après la première friction, l'enfant s'endort dans sa couverture et passe une nuit tranquille pour la première fois depuis de longs mois, pas de cris. — L'enfant plus gai, commence à se nourrir, et au bout de quatre ou cinq semaines, pousse d'une fois six ou huit dents. — Enfin il demande à être mis à terre et commence à faire quelques pas soutenu par sa bonne. Aujourd'hui l'enfant guéri, joue dans la rue et n'a pas l'air trop soucieux de la terrible condamnation prononcée naguère contre lui.

Dixième Fait.

Mme D..., de Belval (Manche), âgée de 33 ans, atteinte depuis deux ans de paraplégie complète qui a résisté à toutes les médications employées pour la guérir, vient réclamer nos soins. Nous constatons que les deux membres pelviens sont considérablement atrophiés, et que l'un des genoux est le siége d'une arthrite sèche qui a entraîné la rupture de quelques-uns des ligaments de l'articulation, car le fémur et le tibia jouent latéralement l'un sur l'autre, ce qui serait impossible avec une articulation saine. Sensibilité tactile conservée, mais contractilité musculaire nulle : les doigts de pied sont raidis et fléchis sur la face plantaire : état d'anémie prononcée.

Le traiteme. t institué par nous a été le suivant :

Médication locale : A. Enveloppement de tout le membre, siége de l'arthrite, dans plusieurs épaisseurs de ouate blanche comprimées par une bande circulaire fortement serrée et amidonnée ; cet appareil sera conservé deux mois, et probablement renouvelé si besoin en est.

B. Frictions stimulantes sur l'autre membre et sur la partie inférieure de la colonne vertébrale (qui n'est pas douloureuse) avec flanelle sèche, ou mieux avec une brosse de chiendent, pendant six à huit minutes chaque fois, puis immédiatement après passer un linge mouillé.

— Ceinture de flanelle sur la peau. Répéter deux fois par jour.

Médication générale. — Sel de Sedlitz Chanteaud tous les matins, une cuillerée à café dans un verre d'eau fraîche. Granules phosphure de zinc, hypophosphite de strychnine, et arséniate de fer, ââà 6 à 8 granules par jour en 2 fois, au début du repas, viandes de toute nature, vin.

Au bout de deux mois, Mme D... marche avec le secours de deux béquilles, et commence à porter le poids du corps sur la jambe la plus malade. — Continuation de la prescription précédente et renouvellement de l'appareil qui sera encore conservé deux mois. — Après quatre mois, Mme D... marche facilement avec ses béquilles qu'elle abandonne pour prendre un simple bâton. — Aujourd'hui, après six mois de traitement, Mme D... a définitivement abandonné béquilles et bâton, ce dont nous sommes informés par M. D... Etat général excellent, guérison complète.

N. B. Nous pourrions grossir indéfiniment le nombre de ces observations, mais nous n'y voyons aucune utilité. Tout médecin de bonne foi voudra essayer les agents dosimétriques et se rendre compte des avantages immenses que présente cette méthode de thérapeutique. Quant aux médecins qui ne veulent pas comprendre, laissons-les reposer en paix sur l'oreiller de la routine, ne troublons pas leur quiétude et ne perdons pas notre temps à essayer de convaincre qui ne veut pas être convaincu.

§ III.

Conclusion.

Si dans le cours d'une épidémie de variole ou de choléra, un médecin peu soucieux de son devoir abandonnait ses malades et s'empressait d'aller abriter sous un ciel plus clément ses frayeurs et sa lâcheté, l'opinion publique ne manquerait pas, et à juste raison, de l'accuser de forfaiture et d'indignité. Eh bien! en nous plaçant dans un autre ordre d'idées, nous nous demandons si l'on ne pourrait pas accuser en quelque sorte de forfaiture à l'humanité le médecin qui, après avoir maintes fois reconnu la supériorité d'une méthode de thérapeutique, n'aurait pas le courage de publier les résultats obtenus et d'émettre son opinion au grand jour sous prétexte que cette opinion ne serait pas partagée par l'école et l'Académie. Mais, à ce compte, il n'y aurait plus de progrès possible, l'initiative individuelle se trouvant paralysée par une opposition à laquelle l'intérêt de la science pourrait être plus ou moins étranger. — C'est le cas de la dosimétrie. — Car de deux choses l'une; ou la dosimétrie n'est qu'une utopie stérile et le rêve d'un cerveau mal équilibré, et nous voici du même coup passés à l'état de rêveurs plus ou moins malades, et condamnés par qui? par quelques médecins qui ont oublié d'expérimenter une méthode de traitement logique, rationnelle, avant de rendre un jugement dont les considérants tombent comme un château de cartes, parce qu'ils ne s'appuient pas sur l'expérimentation clinique, l'unique pierre de touche qui nous force à nous incliner, et à cesser toute discussion. Deux ou trois mille médecins de l'ancien et du nouveau continent, qui ne se connaissent ni d'Eve ni d'Adam, expérimentent une méthode de thérapeutique au lit de milliers de malades, comparent cette méthode à ses aînées, constatent dans des observations minutieuses son incontestable supériorité, et se font un devoir de reconnaître d'une part une étonnante diminution de durée dans les maladies aiguës, et un abaissement considérable du chiffre de la mortalité; eh bien! ces praticiens sont le jouet d'un mauvais rêve et ils s'accordent avec un merveilleux ensemble pour se laisser mystifier! C'est grotesque, ce serait même quelque peu risible s'il ne s'agissait pas ici de la vie de nos semblables.

Ou bien la dosimétrie a une valeur sérieuse comme méthode nouvelle de traitement, et se recommande à l'attention et à l'appréciation sévère mais loyale de praticiens. Nous demanderons alors comment il se fait que l'on ait de toute part accueilli par une opposition systématique des propositions présentées avec déférence à tous les corps savants par un des plus illustres représentants de la médecine et de la chirurgie contemporaines, que toutes les sociétés académiques étrangères sont fières de compter au nombre de leurs membres. La dosimétrie, elle aussi a donc dû essuyer le baptême qui accompagne trop souvent les innovations les plus utiles à l'humanité, mais elle a la vie dure et saura survivre à des attaques trop intéressées pour être justes, trop passionnées pour ne pas inspirer une salutaire défiance.

Quant à nous, nous continuerons de faire profiter nos malades des puissantes ressources qu'elle nous offre, et nous ne cesserons d'engager nos confrères à faire acte d'indépendance et à imiter leurs aînés en dosimétrie. Nous n'empêcherons certes personne de payer à la nature un inévitable tribut, mais il nous arrivera souvent d'en reculer l'échéance, et nous pensons que la dosimétrie aura suffisamment mérité de la science, en nous permettant de réserver aux seuls progrès de l'âge et à la décrépitude le trop nombreux contingent que réclament annuellement les maladies aiguës. Nous n'avons jamais douté du triomphe définitif de la dosimétrie, parce qu'il est impossible d'échapper aux lois imprescriptibles du bon sens et de la raison. De tout temps, dit quelque part l'un de nos maîtres les plus illustres, le professeur Sédillot, « on a contesté le mérite, déprécié les œuvres des bien- » faiteurs de l'humanité, et échappé à la reconnaissance » par l'ingratitude, l'ignorance et l'envie. Lorsque nous » avons proposé une souscription en faveur de l'amé- » ricain Jacson, à qui revient l'honneur d'avoir dé- » couvert l'éthérisation en 1846, notre voix est restée » sans écho, et tandis que des millions sont parfois » la récompense d'industries malfaisantes, des caprices » de la mode, ou de honteuses spéculations, chacun a » profité des bienfaits de l'anesthésie sans même deman- » der le nom de l'inventeur. »

Au moins pour ce qui concerne la médecine, espérons,

que ces lignes ne seront pas éternellement vraies. Si nous devons travailler sans relâche à nous rendre inutiles, selon l'expression d'un spirituel confrère, notre tâche devient facile, ou moins ingrate par l'emploi de la méthode dosimétrique qui, triomphant rapidement des maladies aigües, diminue d'autant le contingent qu'elles fournissent aux maladies chroniques. Nous aurons moins souvent l'occasion de provoquer ces consultations entre confrères, qui n'aboutissent le plus ordinairement qu'à une cruelle constatation de notre impuissance. Nous savons bien que ces consultations ont plutôt pour but de répartir une responsabilité que nous jugeons trop lourde, mais aussi qu'il est pénible de se voir réunis autour du lit d'un moribond pour constater que le malade meurt... *Secundum artem* !

Dernièrement, un général qui avait maintes fois bravé la mort sur le champ de bataille se trouvait alité par suite d'une maladie qui déroutait les deux médecins chargés de le soigner. Peut-être n'envisageait-il pas sans quelque terreur cette mort prosaïque et banale qui ne semblait pas faite pour lui, d'autant plus que ses deux médecins en appelaient un troisième à leur secours. Le jour de la consultation arrivant, le général appelle son ordonnance : « Jacques, lui dit-il, ils vont venir à trois ce « matin pour me régler mon affaire. Celui que tu n'as « pas encore vu c'est un grand, qui est décoré. Quand « ils m'auront examiné, ils iront évidemment se con- « sulter dans le jardin : sans faire mine de rien, tu sor- « tiras avec eux et tu retiendras ce qu'ils diront, surtout « le grand. »

« Compris, mon général, reprend le soldat. Après la

consultation le général appelle son fidèle soldat. « Eh bien ! mon ami, qu'est-ce qu'ils ont dit ?

« Oh ! mon général, le grand a l'air plus malin que « les autres, il veut vous opérer, car il a dit aux deux « autres ; Messieurs, vous n'y êtes pas du tout, et je me « charge de vous le prouver quand nous ferons l'*autopsie !!!*

Le lecteur voit d'ici la tête du général dont l'ordonnance avait mal saisi le genre d'opération qui attendait son malheureux maître.

Un de nos confrères, que la sûreté et l'étendue de ses connaissances faisaient rechercher pour ces sortes d'entrevues, le docteur Cambernon, de Granville, nous disait à nous-même un jour de consultation : « Mais mon « cher ami, ce que vous me faites faire, vous et vos « confrères, c'est une besogne de *croque-mort*. Il n'y a « guère de jour ou cela ne m'arrive, c'est désespérant. »

Est-ce à dire qu'il ne faille jamais avoir recours à d'autres lumières que les nôtres ? Non, sans doute, mais nous pensons que notre prestige se serait accru le jour où, par suite d'une médication sérieuse, puissante, efficace, nous aurions rendu plus rares ces consultations où les sommités de la science elles-mêmes sont réduites à dire un vulgaire et ridicule *amen*. Les consultations seraient dès-lors ce qu'elle devraient être, un suprême appel à la science, c'est-à-dire, une exception et non un fait journalier. « Pensez, Monsieur, me disait un client, « j'avais quatre maladies et trois médecins me voyaient « ensemble. » Il est de fait qu'une pareille avalanche d'équipages doit vous poser dans votre village.

Quant à nous, nous persisterons à penser que nous aurons bien mérité de la bourse et de la confiance de nos clients si, grâce à la dosimétrie, nous rendons aussi rares que possible ces réunions où le plus malmené est souvent le malade, et nous les réserverons pour les cas véritablement graves et dans lesquels la confiance de nos malades et l'honneur de la profession nous créent d'impérieux devoirs et nous commandent de faire appel à toutes les ressources de la science.

La dosimétrie n'a que quelques années d'existence, et déjà sa propagation est immense. Nous recevons en ce moment trois journaux de médecine dosimétrique étrangers ; ce sont les organes accrédités de la dosimétrie de l'Angleterre, de l'Espagne et du Portugal. Honneur aux pays qui marchent ainsi à l'avant-garde du progrès et qui oublient de lui demander d'où il vient. Honneur aux nombreux médecins de campagne de notre chère France aujourd'hui rangés sous le drapeau de la médecine du bon sens qui leur était présenté par un vieux lutteur, ennemi juré des préjugés et de la routine ! Ils ont comparé et jugé en connaissance de cause, et ce n'est pas dans leurs rangs que la dosimétrie trouvera des apostats.

La dosimétrie n'est pas un dogme, un article de foi, elle ne s'adresse qu'au jugement et à la raison du médecin. Les moyens qu'elle emploie sont aussi puissants que rationnels : leur pierre de touche, c'est l'expérimentation au lit du malade. Hors de là, les reproches faits à la dosimétrie ne sont que de vaines clameurs, clameurs intéressées pour la plupart et sans valeur scientifique. Espérons que d'ici peu on pourra dire de leurs auteurs :

Rari nantes in gurgite vasto.

En attendant ce jour trois fois heureux qu'il faudrait marquer d'une pierre blanche, à la manière des anciens, les dosimétristes resteront fidèles à une méthode qui leur permet d'abandonner moins de passsagers au nautonnier du Styx, et ne la sépareront jamais de son auteur qui a si bien mérité de la science et de l'humanité.

Dr A. JUHEL

Caen, le 14 Juillet 1880.

TABLE DES MATIÈRES

Coutances. — Imp. de Salettes, libraire-éditeur.

www.ingramcontent.com/pod-product-compliance
Ingram Content Group UK Ltd.
Pitfield, Milton Keynes, MK11 3LW, UK
UKHW022107170726
13837UKWH00003B/1105

9 782329 558448